Stoffwechsel beschleunigen

Der schnellste und einfachste Weg zur Traumfigur - Wie Du in kürzester Zeit deinen Stoffwechsel extrem ankurbeln und dauerhaft Fett verbrennen kannst

Haftungsausschluss

Hinweis für den Leser und Nutzer

Alle Aussagen des vorliegenden Werks wurden sorgfältig recherchiert und nach bestem Gewissen des Autors getroffen. Für die Vollständigkeit, Richtigkeit und Aktualität des Inhalts kann jedoch keine Garantie oder Gewähr übernommen werden. Der Inhalt des vorliegenden Werks repräsentiert die persönliche Meinung und Erfahrung des Autors und dient nur der Aufklärung und Bildung und sollte daher nicht mit einer ärztlichen Beratung, Diagnose oder Behandlung verwechselt werden. Die Umsetzung der Ratschläge obliegt der alleinigen Verantwortung des Lesers. Eine Gewährleistung für Erfolgsgarantien oder Ähnlichem kann nicht gegeben werden. Es wird keinerlei Haftung für jegliche Art von Folgen aus Irrtümern, die im Zusammenhang mit dem Inhalt dieses Werks entstehen, mit denen der folgende Text behaftet sein könnte, übernommen.

Bibliografische Informationen der Deutschen Nationalbibliothek: Die Deutsche Nationalbibliothek verzeichnet diese Publikation in der Deutschen Nationalbibliografie. Detaillierte bibliografische Daten sind im Internet unter https://portal.dnb.de/

Impressum

Alle Rechte dieses Werks liegen beim Autor

Michael Frank

Ringstraße 38

95643 Tirschenreuth

Deutschland

Für Fragen und Anregungen

info@thalis-buecher.de

Druck und Bindung

Amazon Media EU S.à r.l

5 Rue Plaetis

L-2338 Luxembourg

Vorwort

Stoffwechsel beschleunigen - Der schnellste und einfachste Weg zur Traumfigur - Wie Du in kürzester Zeit deinen Stoffwechsel extrem ankurbeln und dauerhaft Fett verbrennen kannst wird dir die Weichen zu deiner Traumfigur ebnen. Mit der Entscheidung eine Veränderung im Leben einzuleiten ist bereits der erste Grundstein gelegt. Dazu möchte ich Dir bereits jetzt gratulieren. Mit dem Lesen diesen Buches wirst Du nicht nur die Grundlagen des Stoffwechsels des menschlichen Körpers, sondern auch die einzelnen Bestandteile der Ernährung kennenlernen. Diese Grundlagen sollten im Interesse eines jeden Menschen stehen. Denn falsche Ernährungsgewohnheiten können nicht nur deinen Stoffwechsel reduzieren, sondern auch Übergewicht oder Krankheiten wie Diabetes, Herz-Kreislauf-Erkrankungen und Krebs verursachen. Darüberhinaus lernst Du zahlreiche, erprobte Methoden, um deinen Stoffwechsel auf das Maximum zu steigern, sodass deine Fettverbrennung optimal angeregt wird und Du dich fitter und aktiver auf dem Weg zu deiner Traumfigur fühlst. Das positive Feedback meiner Leser liefert mir eine Bestätigung für die Effektivität dieses Buches. Es bestätigt mich darin, vielen Menschen bei ihrer persönlichen Entwicklung, dem Erreichen ihrer Ziele helfen zu können und ihren Fokus auf eine ausgewogene und gesunde Ernährung zu legen.

Mein Anspruch mit diesem Buch

Mein Anspruch mit diesem Buch besteht darin, die grundlegenden Prinzipien für eine ausgewogene und gesunde Ernährung darzustellen und Menschen zu einem glücklicheren Leben zu verhelfen. Mit diesen Grundlagen und den vermittelten Methoden kann der Stoffwechsel extrem angeregt und die Fettverbrennung dauerhaft durchgeführt werden. Doch ich möchte Dir keinesfalls Dinge vorschreiben, wie es in manch anderen Büchern getan wird. Der Wille zur Veränderung muss durch sich selbst veranlasst werden. Denn nur der ehrliche Wille kann Resultate erzielen. Durch äußere Faktoren wird dies nicht erreicht. Das Hauptanliegen des vorliegenden Buches besteht also darin, dem Leser dabei zu unterstützen, sich die Grundlagen der Ernährung anzueignen und diese in den Alltag zu integrieren, um das Ziel der eigenen Traumfigur zu erreichen. Dabei kann der Stoffwechsel extrem angekurbelt und Fett dauerhaft verbrannt werden.

Wie ist dieses Buch aufgebaut?

Im ersten Teil des Buches möchte ich die Grundlagen zum Thema Stoffwechsel erläutern. Nach einer ausführlichen Definition und der Funktionsweise sollen die einzelnen Bestandteile der Nahrung, die Makro- und Mikronährstoffe, genauer erläutert werden. Im zweiten Teil des Buches wird eine genauere Analyse des Stoffwechsels dargestellt. Es werden nicht nur die Anzeichen für einen gestörten Stoffwechsel zu Grunde gelegt, sondern auch die häufigsten Stoffwechselerkrankungen aufgelistet. Im letzten Teil des Buches möchte ich Dir dann die effektivsten Lebensmittel und besten Methoden zur Anregung des Stoffwechsels aufzeigen. Damit kannst Du dein Ziel erreichen und deine Fettdepots schmelzen lassen.

Ich wünsche dir nun viel Erfolg, Disziplin und Fokus auf dem Weg zu deinem persönlichen Ziel. Solltest Du Fragen zum Buch oder Du auf Probleme bei der Umsetzung des Wissens stoßen, kannst Du mich jederzeit unter info@thalis-buecher.de kontaktieren.

Inhaltsverzeichnis

Kapitel 1

Was ist der Stoffwechsel?

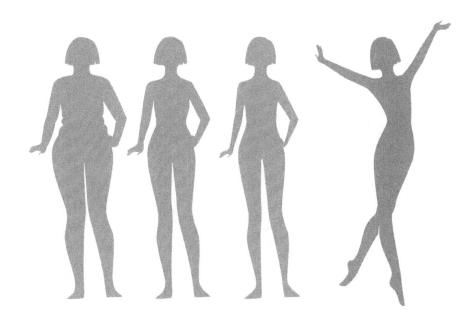

Was ist der Stoffwechsel?

„Wenn jemand heute den Zucker erfände, würde man ihm sicher verbieten, sein Erzeugnis auf den Markt zu bringen!"

- Arnold Bender -

Schneller oder langsamer Stoffwechsel oder den Stoffwechsel anregen. All diese Bezeichnungen wirst Du mit Sicherheit schon des Öfteren im Leben gehört haben. Doch was bedeutet das eigentlich? Was ist mit dem Stoffwechsel überhaupt gemeint? All das möchte ich im ersten Kapitel aufzeigen, sodass die Grundlagen für das Verständnis der besten Methoden für die Anregung des Stoffwechsels geschaffen werden.

Der Stoffwechsel, auch Metabolismus genannt, bezeichnet die Gesamtheit aller im Körper lebensnotwendigen, biochemischen Prozesse zur Umwandlung chemischer Stoffe. Diese Prozesse werden innerhalb unserer Zellen durchgeführt. Vereinfacht ausgedrückt verstoffwechselt der Körper in diesen Zellen die Reserven oder die Nährstoffe, welche in der von uns tagtäglich zugeführten Nahrung enthalten sind. Kohlenhydrate, Fette, Proteine, Vitamine, Mineralien oder Spurenelemente zählen zu diesen Nährstoffen. Diese Stoffe lassen sich ab-, um- und zu neuen Produkten aufbauen, die wiederrum für eine Aufrechterhaltung der lebensnotwendigen Vorgänge essentiell sind. Zudem werden der Aufbau und der Erhalt der eigenen Körpersubstanz sowie die Energiegewinnung für verschiedene Aktivitäten sichergestellt. Grundlegend für den Stoffwechsel sind Enzyme und Hormone, welche die chemischen Reaktionen beschleunigen und regulieren. Während die Enzyme überwiegend die biochemischen Prozesse beschleunigen und steuern sorgen die Hormone für eine Regulation. Dazu werden diese als Botenstoffe in den Körperkreislauf abgegeben, um damit an verschiedenen Zellen eine Regulationsfunktion anzuregen. Mit dem Stoffwechsel im menschlichen Körper fallen Abfall- und Giftstoffe an, die für gewöhnlich über unterschiedliche Organe ausgeschieden werden. Die Stoffwechselendprodukte sind:

- Ausatemluft (Organ: Lunge)
- Schweiß (Organ: Haut)
- Harn (Organ: Nieren)
- Stuhl (Organ: Darm)

Ein weiteres einfaches Beispiel für einen Stoffwechselvorgang ist in der Natur die Photosynthese der Pflanzen, Algen und einigen Bakterien aus körperfremden Stoffen. Bei diesem Vorgang wird mittels der Absorption von Lichtenergie durch Farbstoffe (Chlorophyll) eine Umwandlung der Ausgangsprodukte Wasser und Kohlenstoffdioxid zu den Endstoffen Glucose und Sauerstoff vollzogen.

Der Stoffwechsel lässt sich mit einer Herstellung von Produkten bildlich darstellen. Zu Beginn werden dem Prozess Rohstoffe zugeführt, welche dann zu neuen Produkten verarbeitet werden. Im Zuge dessen fallen Abfallstoffe an, die aus dem Prozess ausscheiden.

Ist die Verdauung der Stoffwechsel?

Die Verdauung stellt einen von vielen Bestandteilen des Prozesses für unseren Stoffwechsel dar. Jedoch repräsentiert die Verdauung nicht alleine den Stoffwechsel. Wie oben in der Definition dargestellt sind die Zellen für eine Verstoffwechslung der täglich zugeführten Nährstoffe verantwortlich. Um dies zu gewährleisten müssen die Stoffe in ihre einzelnen Bestandteile zerlegt werden. Dabei fungiert der Darm oder auch die Verdauung als Zerkleinerung der Nährstoffe. Somit gilt die Verdauung als früher Eintrittspunkt und als Grundvoraussetzung des Stoffwechsels. Das genaue Zusammenspiel von Verdauung und Stoffwechsel wird dann im nächsten Kapitel behandelt.

Wieso ist unser Stoffwechsel so wichtig?

Der menschliche Stoffwechsel stellt eines der komplexesten Systeme in unserem Körper dar. Mit mehreren Billionen Zellen ist er der Motor unseres Körpers zur Aufrechterhaltung aller lebensnotwendigen Prozesse. Zudem wird die Energiegewinnung für verschiedene Aktivitäten im Alltag vollzogen. Ohne den Stoffwechsel würden wir schlicht und einfach nicht existieren. Daher ist dies die Grundvoraussetzung für unser Leben. Ein guter Stoffwechsel lässt uns fitter und aktiver wirken und sollte daher im Interesse eines jeden Menschen stehen. Ein angeregter Stoffwechsel fördert zugleich die Fettverbrennung, um das Abnehmen leichter, schneller und effektiver zu gestalten.

Es gibt verschiedene Stoffwechselarten, die danach benannt sind, welche Substanzen verarbeitet werden. Der folgende Überblick soll eine kurze und einfache Darstellung der wichtigsten Arten und Phasen des Metabolismus liefern.

- **Kohlenhydratstoffwechsel**

Mit der Verdauung werden die verschiedenen Arten der Kohlenhydrate in Einfachzucker gespalten. Diese Zuckermoleküle gelangen dann über das Blut in unsere Zellen und dienen als Energieträger. Sie stellen obendrein die effektivste und am schnellsten verfügbare Energiequelle für unseren Körper dar. Steht dem Körper ausreichend Energie zur Verfügung, so lässt sich diese zu einem Drittel in der Leber und zu zwei Drittel in der Muskulatur zwischenspeichern.

- **Proteinstoffwechsel**

Das in der Nahrung enthaltene Eiweiß (Protein) spaltet unser Körper zu Aminosäuren. Auch diese gelangen über das Blut in unsere Zellen, wo sie als Energieträger aber auch zum Aufbau von Muskelzellen, Körpergewebe, Enzymen und Hormonen verwendet werden. Um Aminosäuren als Energieträger zur Verfügung zu stellen ist jedoch ein deutlich größerer Aufwand nötig als Kohlenhydrate zur Energiegewinnung heranzuziehen.

- **Fettstoffwechsel**

Fette werden ebenso durch die Verdauung zur Verstoffwechslung in unseren Zellen zu Fettsäuren gespalten. Sie dienen der Energiegewinnung in den einzelnen Zellen und zusätzlich zur Synthese von Vitaminen und Hormonen. Fett ist zugleich der wichtigste Energiespeicher. Aber auch Makronährstoffe wie beispielsweise Kohlenhydrate können in Fett umgewandelt werden.

- **Mineralstoffwechsel**

Beim Mineralstoffwechsel werden verschiedene Substanzen wie Magnesium, Natrium, Calcium oder Phosphor verstoffwechselt. Die letzten beiden genannten sind als Beispiel für den Aufbau der Knochen von entscheidender Bedeutung. Natrium ist ein wichtiger Bestandteil für die Funktion der Energiegewinnung.

- **Baustoffwechsel (Anabolismus)**

Der Baustoffwechsel, auch Anabolismus genannt, bezeichnet bei Lebewesen den Aufbau von Stoffen. Dieser umfasst somit die Gesamtheit aller aufbauenden Stoffwechselreaktionen im Organismus. Der Aufbau von körpereigenen Stoffen soll das Wachstum und den Erhalt der eigenen Körpersubstanz. Als Eigenschaft des Anabolismus ist die aufzuwendende Energie für den Ablauf der Stoffwechselreaktionen zu nennen.

- **Hungerstoffwechsel (Katabolismus)**

Der Hungerstoffwechsel, auch Katabolismus genannt, ist der Gegenspieler zum Anabolismus und charakterisiert den Abbau von Stoffen. Hierbei werden komplexe zu einfachen molekularen Substanzen abgebaut, um Energie bereitzustellen. Als Eigenschaft des Katabolismus ist die freiwerdende Energie für den Abbau der Stoffe zu nennen. Der Anabolismus und Katabolismus stellen verschiedene Phasen des Stoffwechsels dar und laufen stets zeitlich getrennt voneinander ab.

- **Energiestoffwechsel**

Der Energiestoffwechsel kennzeichnet den Teil des Stoffwechsels, welcher der Gewinnung von Energie dient. Im Gegensatz zum Baustoffwechsel (Anabolismus) beschäftigt sich dieser nur mit der Gewinnung von Energie, während der Baustoffwechsel dem Aufbau von Körperbestandteilen dient und Energie verbraucht.

Zusammenfassung Kapitel:

- Der Stoffwechsel, welcher auch Metabolismus genannt wird, bezeichnet die Gesamtheit aller im Körper lebensnotwendigen Prozesse
- Dabei werden Nährstoffe ab-, um- und zu neuen Produkten aufgebaut
- Die Aufrechterhaltung der lebensnotwendigen Vorgänge, der Aufbau und der Erhalt der eigenen Körpersubstanz sowie die Energiegewinnung für verschiedene Aktivitäten werden dadurch sichergestellt
- Ein angeregter Stoffwechsel lässt uns fitter und aktiver wirken und fördert zugleich die Fettverbrennung, um das Abnehmen leichter, schneller und effektiver zu gestalten

Stoffwechsel beschleunigen

Kapitel 2

Wie funktioniert unser Stoffwechsel?

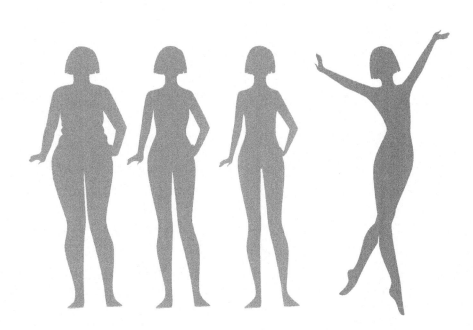

Wie funktioniert unser Stoffwechsel?

„Seit Erfindung der Kochkunst essen die Menschen doppelt so viel wie die Natur verlangt!"

- Benjamin Franklin -

Wie bereits in der Definition des Stoffwechsels erklärt bildet dieser die Grundlage für alle Funktionen im menschlichen Körper. Er spielt daher eine wichtige Rolle für unsere Gesundheit und unser Wohlbefinden. Da die Verdauung die Voraussetzung für einen Stoffwechsel darstellt, soll diese im Folgenden behandelt.

Die Verdauung als Grundvoraussetzung

Um die Aufnahme der verschiedenen Bestandteile der Nahrung in unsere Zellen zu gewährleisten, muss zunächst die Verdauung näher betrachtet werden. Sie stellt die Grundlage für den weiteren Stoffwechsel dar. Als Verdauung wird die chemische Spaltung von hochmolekularen zu niedermolekularen Verbindungen im Verdauungstrakt durch Enzyme bezeichnet.

Die Nahrung gelangt zu Beginn durch Aufnahme in die Mundhöhle, wo sie durch die Zähne mechanisch zerkleinert wird. Mittels der Zugabe des Speichels wird sie verflüssigt, sodass ein problemloser Übergang in den Magen über die Speiseröhre stattfinden kann. Zusätzlich enthält dieser Speichel das Enzym Ptyalin, wodurch bereits eine Spaltung von pflanzlicher und tierischer Stärke zu Maltose eintritt. Dies kennzeichnet die chemische Zerkleinerung. Der Speichel wird durch drei Speicheldrüsen produziert:

- Ohrspeicheldrüse
- Unterzungenspeicheldrüse
- Unterkieferspeicheldrüse

Die Zunge vermischt den Speisebrei, der dann mittels Schluckreflex in die Speiseröhre befördert wird.

• Die Speiseröhre als Übergang in den Magen

Die Speiseröhre stellt einen muskulösen Schlauch dar, der den Speisebrei durch einen aktiven Transportvorgang in den Magen leitet. Durch diese Muskelbewegungen besteht die Möglichkeit das Schlucken im Liegen oder bei einem Handstand auszuführen. Fälschlicherweise wird hier die Schwerkraft als Transportvorgang in den Magen verstanden.

- **Der Magen als Nahrungsspeicher**

Der Magen dient zum Zwischenspeichern und Durchmischen des Speisebreis. Zusätzlich beginnt bereits die Spaltung der Proteine, welche im weiteren Verlauf in Aminosäuren zerlegt werden. Über die Zugabe einer speziellen Salzsäurekonzentration, welche von der Magenschleimhaut abgegeben wird, lässt sich die Desinfektion der Nahrung einleiten. Die Magenschleimhaut dient zudem als natürlicher Schutz der Magenwand vor der abgegeben Magensäure. Anschließend kann der Speisebrei in kleinen Portionen durch Muskelbewegungen zum Dünndarm transportiert werden.

- **Der Dünndarm als wichtiges Verdauungsorgan**

Der Dünndarm enthält viele verschiedene Verdauungsstadien, die mit dem Zwölffingerdarm beginnen. In diesen werden von der Bauchspeicheldrüse und der Gallenblase verschiedene Sekrete abgegeben, sodass die Makronährstoffe (Kohlenhydrate, Proteine, Fette) durch Enzyme bis in ihre kleinsten Bestandteile zerlegt werden. Das in der Gallenblase zwischengespeicherte Sekret (Galle) wird ursprünglich in der Leber produziert. Im Dünndarm findet demzufolge die Spaltung der Makronährstoffe in ihre Einzelbestandteile statt. Anschließend werden über die Darmwand Kohlenhydrate, Proteine und Mineralstoffe in das Blut und Fette in die Lymphe resorbiert. Die Lymphe bezeichnet eine weitere Körperflüssigkeit und zugleich, neben dem Blutkreislauf, das wichtigste Transportsystem im menschlichen Körper. Die Fette gelangen danach über Umwege in das Blut. Somit sind alle Nährstoffe für den Stoffwechsel bereitgestellt.

Im Dickdarm landen alle unverdaulichen Nahrungsbestandteile. Diesen werden noch Wasser und Mineralstoffe entzogen, bevor der unverdauliche Rest über den Mastdarm als Stuhl ausgeschieden wird.

Der Stoffwechsel als Energiegewinnung

Durch die Resorption der verschiedenen Nährstoffe in den Blutkreislauf wird der Transport zu den verschiedenen Zellen im Körper eingeleitet. Dadurch können die bereits beschriebenen Stoffwechselarten in den Zellen durchgeführt werden. Der Blutkreislauf stellt das wichtigste Transportsystem im menschlichen Organismus dar. Diesbezüglich wird von den Lungen Sauerstoff zu den einzelnen Zellen transportiert, der für die chemischen Stoffwechselreaktionen benötigt wird. Außerdem wird Kohlenstoffdioxid aus den Zellen abtransportiert, welcher wiederrum als Endprodukt der Reaktionen entsteht. Dies lässt sich schließlich über die Lungen ausatmen. Zusätzlich werden die gewonnen Nährstoffe über den Blutkreislauf in die einzelnen Gewebe transportiert, wo sie je nach Bedarf verbraucht, umgebaut oder gespeichert werden. Die anfallenden Stoffwechselendprodukte wie beispielsweise der Harn lassen sich zu den entsprechenden Organen leiten, durch welche sie anschließend aus dem Körper ausgeschieden werden. Die mikroskopisch kleine Zelle ist die kleinste Einheit aller Organismen und fungiert somit als Kraftwerk oder Motor in unserem Körper. Verschiedene Stoffe werden in und aus den Zellen transportiert, wie bei einer großen Produktion üblich. Dadurch werden die Aufrechterhaltung der lebensnotwendigen Vorgänge, der Aufbau und der Erhalt der eigenen Körpersubstanz sowie die Energiegewinnung für verschiedene Aktivitäten sichergestellt.

Zusammenfassung Kapitel:

- Die Verdauung ist die Grundvoraussetzung für den Stoffwechsel
- Durch den Dünndarm werden alle Nährstoffe in die kleinsten Bestandteile zerlegt, um dann den Weg in den Blutkreislauf zu finden
- Über den Blutkreislauf findet der Transport aller wichtigen Stoffe (Sauerstoff, Nährstoffe, Kohlenstoffdioxid, Stoffwechselendprodukte) zu oder aus den Zellen statt
- Die mikroskopisch kleinen Zellen sind die Kraftwerke unseres Körpers, in denen die verschiedenen Substanzen je nach Bedarf verbraucht, umgebaut oder gespeichert werden

Kapitel 2 – Wie funktioniert unser Stoffwechsel?

Kapitel 3

Überblick über die Nährstoffe

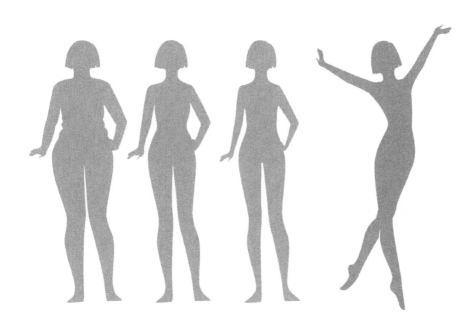

Überblick über die Nährstoffe

„Man soll dem Leib etwas Gutes bieten, damit die Seele Lust hat darin zu wohnen!"

- Winston Churchill -

Die dem menschlichen Körper zugeführten Nährstoffe lassen sich in unterschiedliche Kategorien unterteilen. Diese sollen im folgenden Kapitel für das bessere Verständnis näher erläutert werden. Solltest Du bereits das Wissen über die Nährstoffe besitzen, kannst Du das Kapitel auch gerne überspringen.

- Makronährstoffe
  - o Kohlenhydrate
  - o Proteine
  - o Fette
- Mikronährstoffe
  - o Vitamine
  - o Mengen- und Spurenelemente
- Wasser

Die Gruppe der Kohlenhydrate (Saccharide) zählt zu den Makronährstoffen und ist der wichtigste Energiespender für unseren Organismus. Diese sind nicht essentiell für unseren Körper, da weitere Nährstoffe dazu umgewandelt werden können. Der Begriff „Zucker" wird meistens für den kristallinen Haushaltszucker benutzt. In der Ernährungswissenschaft bezieht sich dieser Begriff jedoch auf alle kurzkettigen oder als Sammelbegriff für alle vorkommenden Kohlenhydrate. In diesem Buch soll die Bezeichnung Zucker als Oberbegriff für sämtliche Kohlenhydrate verstanden werden. Die Energiedichte beträgt 4,1 kcal/g. Somit würden 100 g verzehrte Kohlenhydrate unserem Körper 410 kcal an Energie liefern. Liegt die Versorgung der Gewebe über dem Bedarf, so wandelt der Körper den Überschuss in Fett um, welche dann in unseren Fettdepots gespeichert werden. Liegt die Versorgung unter dem Bedarf, so muss aus den vorhandenen Reserven der Bedarf gedeckt werden. Die Struktur der Kohlenhydrate entscheidet außerdem darüber, wie schnell die Aufnahme über den Darm in den Blutkreislauf erfolgt. Man unterscheidet hierbei zwischen kurz- und langkettigen Kohlenhydraten. Dabei gilt, je kurzkettiger die Kohlenhydrate, desto schneller erfolgt die Aufnahme in den Blutkreislauf, da die Darmwand nur Einfachzucker aufnehmen kann. Nehmen wir langkettige Kohlenhydrate zu uns, so werden diese im Darm mit Hilfe von Enzymen in kurzkettige Kohlenhydrate gespalten. Die Verdauung nimmt dadurch mehr Zeit in Anspruch und das Sättigungsgefühl bleibt über einen längeren Zeitraum bestehen. Unten stehende Tabelle soll eine Übersicht über die wichtigsten Kohlenhydrate liefern. Da die Untergliederung kompliziert ist soll diese nicht erschöpfend behandelt werden.

Einfachzucker (Monosaccharide) kurzkettige Kohlenhydrate	
Zuckername	**Fachbegriff**
Traubenzucker	Glucose, Dextrose
Fruchtzucker	Fructose
Schleimzucker	Galactose

Beim Einfachzucker liegt, wie bereits am Namen erkannt werden kann, nur ein Zuckerbaustein vor. Dies ist für die Aufnahme in den Blutkreislauf wichtig, da das Transportsystem lediglich auf einzelne Zuckerbausteine ausgelegt ist. Diese sind daher leicht verdaulich. Zudem sind sie wasserlöslich und besitzen einen süßen Geschmack. Einfachzucker ist enthalten in:

• Traubenzucker

• Obst

• Honig

• Süßigkeiten

Zweifachzucker (Disaccharide) kurzkettige Kohlenhydrate	
Zuckername	**Fachbegriff**
Kristallzucker (Haushaltszucker)	Saccharose
Milchzucker	Lactose
Malzzucker	Maltose

Der Zweifachzucker besitzt zwei Zuckerbausteine. Im Übergang zum Vielfachzucker gibt es noch die Oligosaccharide. Diese besitzen drei bis zehn Zuckerbausteine. Die Aufspaltung in die Einzelmoleküle ist Voraussetzung für die Aufnahmen in den Blutkreislauf. Auch diese beiden Zuckerarten sind wasserlöslich und besitzen einen süßen Geschmack. Zweifachzucker ist enthalten in:

• Haushaltszucker

• Zuckerrüben

• Zuckerrohr

• Malzprodukten

• Milchprodukten

Vielfachzucker (Polysaccharide) langkettige Kohlenhydrate	
Zuckername	Fachbegriff
Pflanzenstärke	Pflanzliches Polysaccharid
Tierische Stärke	Glykogen

Der Vielfachzucker bindet etliche Zuckerbausteine. Diese Zuckerart ist oftmals schlecht oder gar nicht in Wasser löslich und hat auch keinen süßen Geschmack. Nur nach einiger Verweilzeit dieser Kohlenhydrate im Mund beginnt sich ein süßer Geschmack einzustellen, da das Enzym Ptyalin, welches im Speichel bereits die Aufspaltung einleitet, kurzkettige Kohlenhydrate und damit einen süßen Geschmack hervorruft. Vielfachzucker ist enthalten in:

• Vollkornprodukten

• Getreide

• Hülsenfrüchten

• Samen

• Kartoffeln

• Nüssen

Ballaststoffe	
Ballaststoffgruppe	**Vertreter**
Lösliche Ballaststoffe	Pectine, Phytat
Unlösliche Ballaststoffe	Cellulose, Lignin

Auch die Ballaststoffe werden der Gruppe der Kohlenhydrate zugeteilt. Da diese in der Vergangenheit nur als Ballast in der Nahrung wahrgenommen wurden, erhielten sie den Namen Ballaststoffe. Sie sind zudem nur schwer verdaulich. Der Grund hierfür liegt in einem fehlenden Enzym zur Spaltung. Die Mischung aus verdaulichen und unverdaulichen Kohlenhydraten wird als komplexe Kohlenhydrate bezeichnet. Aufgrund dessen ist es möglich, die Verweilzeit im Verdauungstrakt zu erhöhen und somit ein längeres Sättigungsgefühl zu erreichen. Der Effekt der Ballaststoffe beruht darauf sehr viel Wasser zu binden und stark aufzuquellen. Die deutsche Gesellschaft für Ernährung empfiehlt täglich mindestens 30 g Ballaststoffe zu sich zu nehmen.

https://www.dge.de/wissenschaft/referenzwerte/kohlenhydrate-ballaststoffe/

Komplexe Kohlenhydrate sind enthalten in:

• Vollkornprodukten

• Kartoffeln

• Gemüse

- Nüssen

- Obst

Zusammenfassung Kohlenhydrate

Beim Verzehr der Kohlenhydrate sollte also auf einen gesunden Mix aus komplexen und einfachen Kohlenhydraten gelegt werden, wobei der Fokus deutlich auf den komplexen liegen sollte. Die Vorteile liegen in der langsameren Verdauung und dem länger anhaltenden Sättigungsgefühl. Dadurch steigt der Blutzuckerspiegel konstant und Insulinspitzen werden vermieden. Komplexe Kohlenhydrate enthalten zudem viele verschiedene Vitamine und Mineralstoffe.

Ein weiterer Makronährstoff ist das Protein, welches auch unter dem Namen Eiweiß bekannt ist. Durch die Ausführung von vielen wichtigen Funktionen im menschlichen Organismus sind sie die Bausteine unseres Lebens. Diese übernehmen beispielsweise den Aufbau und Erhalt der Muskelmasse, die Bildung von Enzymen und Hormonen oder auch die Regeneration der Zellen. Proteine können nicht gespeichert werden und sind deshalb essentiell für den Körper. Sie müssen daher täglich über die Nahrung zugeführt werden. Wie auch die hochmolekularen Kohlenhydrate sind Proteine aus mehreren Einzelbausteinen, den sogenannten Aminosäuren, aufgebaut. Diese langkettigen Proteine werden, wie bereits erklärt, im Verdauungstrakt in Aminosäuren aufgespalten. Anschließend können sie in den Blutkreislauf aufgenommen und im menschlichen Körper verteilt werden. Die Energiedichte beträgt wie bei den Kohlenhydraten 4,1 kcal/g. Jedoch lösen Proteine ein stärkeres Sättigungsgefühl hervor, was wiederrum ein Vorteil in einer Diät sein kann. Liegt ein Überschuss an Proteinen vor, so können diese auch zu Traubenzucker umgebaut werden und somit als weiterer Energielieferant dienen. Ein Überschuss an Eiweiß kann auch in Harnstoff umgewandelt und ausgeschieden werden. Daher sind bei gesunden Nieren keinerlei Bedenken bei einem Überschuss zu äußern. Jedoch sollte auf eine ausreichende Flüssigkeitszufuhr geachtet werden. Acht bestimmte Aminosäuren kann der Körper nicht aus dem Protein der Nahrung umwandeln. Diese müssen daher immer zugeführt werden. Dazu zählt:

• L-Leucin

• L-Isoleucin

• L-Valin

- L-Lysin
- L-Methionin
- L-Phenylalanin
- L-Threonin
- L-Tryptophan

Die ersten drei genannten werden auch als verzweigtkettige Aminosäuren (B-C-A-A/**B**ranched-**C**hain **A**mino **A**cids) bezeichnet.

Die biologische Wertigkeit

Die biologische Wertigkeit stellt einen Maßstab für die Qualität des zugeführten Proteins dar. Je höher die biologische Wertigkeit, desto höher ist die Effizienz der Umwandlung der Nahrungsproteine in körpereigenes Protein. Dabei gilt, je ähnlicher Nahrungs- und körpereigenes Protein ist, also umso höher die biologische Wertigkeit, desto weniger Nahrungsproteine werden für den menschlichen Körper benötigt. Tierische Proteine weisen hierbei in der Regel eine höhere biologische Wertigkeit als pflanzliche Proteine auf. Als Referenzwert wurde ein Faktor von 100 durch das Vollei definiert. In untenstehender Tabelle ist eine Auflistung der Wertigkeit einiger Lebensmittel und Lebensmittelkombinationen.

Lebensmittel(-kombination)	Biologische Wertigkeit
Vollei (36 %) + Kartoffel (64 %)	136
Weizenmehl (25 %) + Milch (75 %)	125
Vollei (60 %) + Soja (40 %)	124
Kartoffeln (22 %) + Rindfleisch (78 %)	114
Vollei (35 %) + Bohnen (65 %)	108
Vollei	**100**
Thunfisch	92
Kuhmilch	91
Soja	84
Reis	81
Rindfleisch	80

Tierische Proteinquellen

Tierische Proteinquellen weisen in der Regel eine höhere biologische Wertigkeit auf als pflanzliche Proteinquellen. Dazu zählen:

• Fleisch

• Geflügel

• Fisch

• Eier

• Meeresfrüchte

• Milchprodukte

Pflanzliche Proteinquellen

Jedoch kann durch eine geschickte Kombination verschiedener Proteinquellen eine hohe biologische Wertigkeit erreicht werden. Solltest Du tierische Produkte meiden, kannst Du auch auf folgende Quellen zurückgreifen:

• Hülsenfrüchte

• Getreideprodukte

• Nüsse

• Gemüse

Zusammenfassung Proteine

Beim Verzehr der Proteine sollte also unbedingt auf ausreichende Versorgung gelegt werden. Die deutsche Gesellschaft für Ernährung gibt einen Richtwert von 0,8 – 0,9 g/kg Körpergewicht bei normaler Ernährung vor. Genauere Werte findest Du auch unter dem Link der DGE. Ein Eiweißmangel kann daher schwere Folgen für wichtige Körperfunktionen haben. Zudem besitzt das Eiweiß ein größeres Sättigungsgefühl. Dies kann in einer Diät von erheblichem Vorteil sein. Außerdem sollte der Verzehr von eiweißhaltigen und fettarmen Lebensmitteln bevorzugt werden (fettarmes Fleisch, fettarme Wurst, Magerquark, Frischkäse,...). Ein gesunder Mix aus tierischen und pflanzlichen Proteinquellen ist darüber hinaus hinsichtlich der Gesundheit ratsam.

https://www.dge.de/wissenschaft/referenzwerte/protein/

Der letzte Makronährstoff ist das Fett und somit auch ein Grundbaustein des menschlichen Körpers. Dabei gibt es viele verschiedene Fettgruppen, bestimmte davon sind essentiell und müssen daher dem Organismus täglich zugeführt werden. Ein Mangel an Fett kann nicht nur die Gesundheit gefährden, sondern auch die Leistungsfähigkeit drastisch einschränken und den Stoffwechsel negativ beeinflussen. Daher sollte die Meinung, Fett in jedem Fall zu meiden nicht verinnerlicht werden. Die Aufgabe der Fette besteht unter anderem darin, Träger von Aromen und Geschmacksstoffen, wichtiger Energiespender für die Funktionen unseres Körpers zu sein und die Aufnahme der fettlöslichen Vitamine A, D, E und K zu gewährleisten. Die Energiedichte beträgt bei den Fetten, anders als bei den Kohlenhydraten und Proteinen, 9,3 kcal/g. Dies ist auch der Grund, weshalb Fett als Energiespeicher in unserem Körper verwendet wird. Denn mit einer höheren Energiedichte wird weniger Platz für die Speicherung benötigt. Um Fett jedoch in unsere Speicher überzuführen, kommt es einzig und allein auf die Energiebilanz an und nicht auf die Menge der zugeführten Fette. Dies soll aber im nächsten Kapitel genauer erläutert werden. Die Einteilung der Fette ist ähnlich wie bei den Kohlenhydraten nach der Länge der Struktur vorgenommen:

- Kurzkettige Fettsäuren
- Mittelkettige Fettsäuren
- Langkettige Fettsäuren
  o Gesättigte Fettsäuren
  o Einfach ungesättigte Fettsäuren
  o Mehrfach ungesättigte Fettsäuren
  o Transfettsäuren

Da die langkettigen Fettsäuren am häufigsten in der Nahrung vorkommen und diese entscheidende Auswirkungen haben, sollen diese genauer erklärt werden.

Gesättigte Fettsäuren

Die gesättigten Fettsäuren sind häufig in folgenden Lebensmitteln enthalten:

• Tierische Produkte (Wurstwaren, Fleisch)

• Milchprodukte (Käse, Sahne, Butter, Vollmilch)

• Kokosfett

Diese Gruppe der Fettsäuren gilt weit verbreitet als ungesund. Dadurch kann überwiegend die Entstehung von Übergewicht, Bluthochdruck, Herzinfarkten, Schlaganfällen oder Krebs begünstigt werden. Dies ist nach aktuellem Forschungsstand jedoch gemildert worden. Die erwähnten, gesundheitlichen Bedenken treten nur in Verbindung von überhöhtem Verzehr gesättigter Fettsäuren mit Bewegungsmangel oder sehr hoher Kalorienzufuhr auf. Daher kann auf diese Fette in geregeltem Maße im Alltag zurückgegriffen werden. Zudem kann der Körper diese Fettsäuren selbst bilden, daher sind sie nicht essentiell. Nach Vorgaben der DGE sollte der Richtwert für die Zufuhr von gesättigten Fettsäuren im Bereich von 7 – 10 % der Gesamtenergiezufuhr liegen. Ein genaues Rechenbeispiel kann im nächsten Kapitel gefunden werden.

https://www.dge.de/presse/pm/dge-empfiehlt-auf-fettmenge-und-qualitaet-achten/

Die einfach ungesättigten Fettsäuren sind häufig in folgenden Lebensmitteln enthalten:

• Olivenöl

• Rapsöl

• Avocado

• Nüsse

• Samen

Über eine Vielzahl von unterschiedlichen Studien konnte gezeigt werden, dass die Entstehung von Arterienverkalkung sowie Bluthochdruck mit einfach ungesättigten Fettsäuren entgegengewirkt werden kann. Somit sollen das Herz sowie die Blutgefäße geschützt und Herzkreislauferkrankungen verringert werden. Außerdem üben diese Fette eine positive Wirkung auf den Fettstoffwechsel aus, indem sie gesättigte Fettsäuren aus den Zellwänden verdrängen und damit Entzündungsvorgänge eindämmen. Der Körper kann sie jedoch selbst bilden, auch diese Fettsäuren sind somit nicht essentiell. Nach Vorgaben der DGE sollen auch einfach ungesättigte Fettsäuren im Bereich von 10 % der Gesamtenergiezufuhr liegen. Ein genaues Rechenbeispiel kann im nächsten Kapitel gefunden werden.

Mehrfach ungesättigte Fettsäuren

Die mehrfach ungesättigten Fettsäuren lassen sich in Omega-3 und Omega-6 Fettsäuren unterteilen und sind häufig in folgenden Lebensmitteln enthalten:

• Leinöl

• Walnussöl

• Distelöl

• Nüsse (Walnüsse, Macadamianüsse, Paranüsse, …)

• Fisch (Lachs, Makrele, Hering)

Im Gegensatz zu allen anderen Fettsäuren müssen mehrfach ungesättigte Fettsäuren dem Körper täglich zugeführt werden, da sie essentiell sind. Sie nehmen zudem enorm wichtige Aufgaben in unserem Stoffwechsel ein. Dazu zählt die Fließ- und Gerinnungseigenschaft des Blutes, der Einfluss auf Blutdruck und Blutfettwerte oder die Bildung von Entzündungsstoffen. Wichtig gilt bei der Zufuhr auch das Verhältnis von Omega-3 zu Omega-6 Fettsäuren zu beachten. Dies sollte im Bereich von 5-1 liegen. Da die Überprüfung des Verhältnisses sich im Alltag jedoch schwierig darstellt, sollte bei der täglichen Ernährung einfach darauf geachtet werden, mehr Omega-3 als Omega-6 zuzuführen. Durch Omega-3 Fettsäuren lassen sich Gefäßschäden entgegenwirken, Bluthochdruck oder sogar das Schlaganfallrisiko vermindern. Nach Vorgaben der DGE sollen auch mehrfach ungesättigte Fettsäuren im Bereich von 10 % der Gesamtenergiezufuhr liegen. Ein genaues Rechenbeispiel kann im nächsten Kapitel gefunden werden.

Transfettsäuren sind die am kritischsten zu betrachtenden Fettsäuren. Anstelle der Bezeichnung „Transfette" findet man auf Verpackungen meistens die Begriffe „gehärtetes" oder „teilweise gehärtetes" Fett. Diese kommen in Lebensmitteln vor wie beispielsweise:

• Pommes

• Chips

• Tiefkühlpizza

• Schokolade

• Waffeln

• Plätzchen

• Blätterteig

• Cracker

Der Verzehr solcher Transfettsäuren wird überwiegend durch industriell hergestellte Lebensmittel verursacht. Da Fett der größte Geschmacksträger ist, wurde von der Industrie ein Verfahren entwickelt, welches Fett streichfähig macht. Dieses Verfahren nennt sich Fetthärtung. Über preisgünstige Pflanzenöle können somit verschiedene Lebensmittel kostengünstig schmackhaft gemacht werden. Jedoch kann sich ein dauerhaft hoher Verzehr gesundheitlich ungünstig auf das Herzkreislaufsystem auswirken. Auch lassen Transfettsäuren den Spiegel des ungesunden LDL-Cholesterins im Blut ansteigen und gleichzeitig den des schützenden HDL sinken. Daraus folgt, dass diese Fette bei erhöhter Zufuhr die Entstehung von Arterienverkalkung und die Gefahr von Herzerkrankungen deutlich erhöht. Allgemein gesprochen stellen ein sehr unregelmäßiger Verzehr und eine überwiegend gesunde Ernährung sehr wahrscheinlich keine größeren Probleme dar.

Zusammenfassung Fette

Fette sollten keineswegs komplett aus der täglichen Ernährung entfernt werden. Vielmehr kommt es auf die Qualität der zugeführten Fettsäuren an. Dabei kann jeweils ein Drittel der 30 % bezüglich der Gesamtenergiezufuhr auf gesättigte, einfach und mehrfach ungesättigte Fettsäuren verteilt werden. Bei den mehrfach gesättigten sollte darauf geachtet werden, mehr Omega-3 als Omega-6 zuzuführen. Auf Transfettsäuren, die überwiegend in industriell verarbeiteten Lebensmitteln vorkommen, sollte ein besonderes Augenmerk gelegt werden. Diese können bei übermäßigem Verzehr gesundheitliche Folgen verursachen und sollten daher nur sehr unregelmäßig verzehrt werden.

Mikronährstoffe sind essentiell für den menschlichen Organismus und müssen daher täglich mit der Nahrung zugeführt werden. Ein Mangel auf Dauer ist mit schweren gesundheitlichen Folgen verbunden und beeinflusst negativ den Stoffwechsel. Aber ist es nötig, auf von den Nahrungsmittelherstellern propagierten Nahrungsmittelergänzungen zurückzugreifen? Aufgrund der Vielfalt an Lebensmitteln kann heute über eine abwechslungsreiche Ernährung eine ausreichende Versorgung mit Mikronährstoffen sichergestellt werden. Falls es zu Mangelerscheinungen kommen sollte, dann aus Gründen einer einseitigen Ernährung. Jedoch sollten Nahrungsergänzungsmittel auch nicht als Ausgleich für eine einseitige Ernährung dienen. Es gibt viele Interessierte, welche Dir die verschiedensten Nahrungsergänzungsmittel verkaufen möchten. Doch ich werde bewusst darauf verzichten, da ich mit Ehrlichkeit und Hilfsbereitschaft den Menschen bei ihrer Entwicklung helfen möchte, um ihr Wissen zu erweitern und sich selbst eine Meinung zu bilden. Sicherlich können einige Nahrungsergänzungsmittel sinnvoll sein, jedoch ist eine ausgewogene und gesunde Ernährung das A und O.

Vitamine

Eine Gruppe der Mikronährstoffe sind die Vitamine. Diese lassen sich in fettlösliche und wasserlösliche unterteilen. Eine genaue Auflistung kann in untenstehender Tabelle entnommen werden. Die organischen Verbindungen sind in tierischen sowie in pflanzlichen Lebensmitteln enthalten. Verschiedenen Studien zufolge liegt die Versorgung der Menschen in Deutschland im Schnitt bei gut bis sehr gut. Einzig die Versorgung mit Vitamin D kann während der Wintermonate in Deutschland ein Problem darstellen. Daher sollte auf eine ausreichende Zufuhr mit Vitamin D-reichen Lebensmitteln geachtet werden. Der empfohlene Tagesbedarf der einzelnen Vitamine wurde von der DGE verwendet. Dieser bezieht sich auf männliche und weibliche Jugendliche und Erwachsene.

https://www.dge.de/wissenschaft/referenzwerte/

Fettlösliche Vitamine	
Vitamin A	0,8 – 1,1 mg
Provitamin A	2,0 – 4,0 mg
Vitamin D	20 µg
Vitamin E	11,0 – 15,0 mg
Vitamin K	60,0 – 80,0 mg

Wasserlösliche Vitamine	
Vitamin B_1	1,0 – 1,3 mg
Vitamin B_2	1,0 – 1,4 mg
Folsäure	300 µg
Niacin	11,0 – 16,0 mg
Pantothensäure	6,0 mg
Vitamin B_6	1,2 – 1,6 mg
Vitamin B_{12}	3 µg
Vitamin C	95,0 – 110,0 mg
Vitamin H	30,0 – 60,0 µg

Mengen- und Spurenelemente

Die zweite Gruppe der Mikronährstoffe sind die Mengen- und Spurenelemente. Der Unterschied dieser beiden Arten ist bereits am Namen zu erkennen. Während die Mengenelemente in größeren Mengen zugeführt werden müssen, reichen bei den Spurenelementen bereits kleine Mengen für den täglich empfohlenen Bedarf aus. Die Ausführung verschiedener Studien belegte, dass die Versorgung mit Mengen- und Spurenelementen der Menschen in Deutschland im Schnitt bei gut bis sehr gut ist. Eine Auflistung und der empfohlene Tagesbedarf der einzelnen Elemente wurden von der DGE verwendet. Dieser bezieht sich auf männliche und weibliche Jugendliche und Erwachsene.

https://www.dge.de/wissenschaft/referenzwerte/

Mengenelemente	
Calcium	1.000 – 1.200 mg
Chlorid	2.300 mg
Kalium	4.000 mg
Magnesium	300 – 400 mg
Natrium	1.500 mg
Phosphor	700 – 1.250 mg
Schwefel	Nicht bekannt

Spurenelemente	
Chrom	30,0 – 100,0 µg
Eisen	10,0 – 15,0 mg
Fluorid	2,9 – 3,8 mg
Jod	150,0 – 200,0 µg
Kupfer	1,0 – 1,5 mg
Mangan	2,0 – 5,0 mg
Molybdän	50,0 – 100,0 µg
Selen	60,0 – 70,0 µg
Zink	7,0 – 10,0 mg

Wasser ist immer wieder ein unterschätzter Nährstoff in der Versorgung des menschlichen Körpers. Es stellt für den Stoffwechsel neben dem Sauerstoff das am dringendst benötigte Medium dar. Dies lässt sich bereits am hohen Anteil von bis zu 50 -70 % der Körpermasse erkennen. Wasser besteht aus vielen Molekülen, wobei jedes einzelne zwei Wasserstoff- und ein Sauerstoffatom bindet (H_2O). Es wird in viele Stoffwechselreaktionen einbezogen und bildet damit die Grundlage dessen. Aufgrund ausgeklügelter Maßnahmen kann der menschliche Organismus ohne die Zufuhr von Nahrungsmitteln lange Zeit überleben. Ohne die Zufuhr von Wasser hingegen ist es schon nach zwei bis vier Tagen nicht mehr möglich, Stoffwechselendprodukte auszuscheiden. Es kommt zum Kreislaufversagen und schließlich zum Tod. Aufgrund einer Unterversorgung mit Wasser besteht die Gefahr, dass der Transport von Stoffwechselendprodukten, die Salzausscheidung und die Ausscheidung von wasserlöslichen Fremdstoffen und Giften über den Urin nicht mehr sichergestellt wird. Die täglichen Flüssigkeitsverluste durch den Schweiß, Urin und den Stuhlgang müssen diesbezüglich ausgeglichen werden. Der Hauptanteil wird durch Getränke, bestenfalls Wasser, sichergestellt. Aber auch über die Nahrung wird ein gewisser Anteil der Wasserzufuhr gesichert. So bestehen pflanzliche Lebensmittel wie etwa Obst oder Gemüse zu 80 % ihres Gewichts aus Wasser. Nach Angaben der deutschen Gesellschaft für Ernährung scheidet der menschliche Körper bei durchschnittlichen Klimabedingungen in Deutschland ungefähr 2,6 l Wasser pro Tag über Urin, Stuhl, Haut und Lunge aus. Dadurch sollten täglich 1,5 l gleichmäßig über den Tag verteilt mittels Getränken zugeführt werden. Dies kann jedoch bei starker Hitze, hoher Proteinzufuhr oder Durchfallerkrankungen stark abweichen.

https://www.dge.de/wissenschaft/referenzwerte/wasser/

Stoffwechsel beschleunigen

Kapitel 4

Erklärung der Energiebilanz

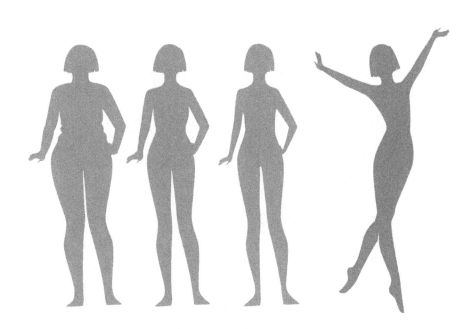

Erklärung der Energiebilanz

„Wir leben nicht um zu essen, sondern wir essen um zu leben!"

- Sokrates -

Jeder von uns ist täglich auf Kalorien, welche über die Nahrung zugeführt werden, angewiesen. Dies ist zwingend nötig und essentiell, um den menschlichen Körper mit ausreichend Nährstoffen und Energie für Stoffwechselvorgänge und Aktivitäten zu versorgen. Die Energie- oder auch Kalorienbilanz entscheidet letztendlich darüber, ob wir zu- oder abnehmen. Ein Überschuss an Kalorien bedeutet, dass wir zunehmen. Ein Mangel an benötigten Kalorien bedeutet, dass wir abnehmen und der Körper dies über die eingespeicherten Reserven, unseren Fettdepots, ausgleichen muss. Landläufig wird vermutet ein Verzehr von wenig Fett hilft beim Abnehmen. Doch entscheidend ist nur unsere Energiebilanz. Diese unterteilt sich in Grundumsatz und Leistungsumsatz.

Grundumsatz

Der Grundumsatz ist für alle Basisfunktionen im menschlichen Organismus verantwortlich und stellt den Großteil der täglich benötigten Kalorien dar. Es ist diejenige Energiemenge, die für die unterschiedlichsten Stoffwechselvorgänge bei völliger Ruhe benötigt wird. Körperfunktionen wie die Verdauung, der Herzschlag, die Gehirnfunktionen oder auch die Atmung werden darüber gesteuert.

ergeben sich unterschiedliche Grundumsätze. Dieser kann beispielsweise mit der *Harris-Benedict-Formel* näherungsweise bestimmt werden.

Männer

Grundumsatz [kcal/24h]

$$66{,}47 + (13{,}7 \cdot \text{Körpergewicht[kg]}) + (5 \cdot \text{Körpergröße[cm]})$$
$$- (6{,}8 \cdot \text{Alter[Jahre]})$$

Frauen

Grundumsatz [kcal/24h]

$$655{,}1 + (9{,}6 \cdot \text{Körpergewicht[kg]}) + (1{,}8 \cdot \text{Körpergröße[cm]})$$
$$- (4{,}7 \cdot \text{Alter[Jahre]})$$

Rechenbeispiel

Grundumsatz für einen 31 Jahre alten Mann, Körpergewicht 86 kg, Körpergröße 1,82 m

Grundumsatz [kcal/24h]

$$66{,}47 + (13{,}7 \cdot 86 \text{ kg}) + (5 \cdot 182 \text{ cm}) - (6{,}8 \cdot 31) = \textbf{1.943,9 kcal}$$

Dies würde einen täglichen Grundumsatz von 1.943,9 kcal ergeben. Um die Vitalfunktionen aufrecht zu erhalten, muss diese Energiemenge dem Körper täglich zugeführt werden. Wie die

Aufteilung in die einzelnen Makronährstoffe erfolgen kann, wird später anhand eines weiteren Rechenbeispiels veranschaulicht.

Leistungsumsatz

Der Leistungsumsatz spiegelt alle Aktivitäten wider, welche wir tagtäglich ausführen. Diese können in zwei verschiedene Arten unterteilt werden. Zum einen gibt es unterschiedliche Alltagsaktivitäten wie der Fußweg in die Arbeit, das tägliche Einkaufen oder ein Spaziergang in der freien Natur. Zum anderen gibt es Sportaktivitäten wie beispielsweise das Training im Fitnessstudio, das Fußball- oder Lauftraining. All diese Aktivitäten verbrauchen Energie, die wir über unsere Nahrung zuführen müssen. Über einen Aktivitätsfaktor (PAL-Faktor) lässt sich nun der Leistungsumsatz berechnen. Dieser ist in untenstehender Tabelle zu erkennen.

Aktivitätsfaktor	
Aktivität	**Faktor**
Ausschließlich sitzende berufliche Tätigkeit Keine oder wenig körperliche Freizeitaktivität	1,4 – 1,5
Hauptsächlich sitzende berufliche Tätigkeit mit zeitweise gehender oder stehender Tätigkeit Wenig sportliche Aktivität, Freizeitsport	1,6 – 1,7
Überwiegend gehend oder stehende berufliche Tätigkeit Mehr sportliche Aktivität, Leistungssport	1,8 – 1,9
Körperlich anstrengende berufliche Tätigkeit Hoch motivierte Leistungssportler	2,0 – 2,4

Leistungsumsatz [kcal]

(Grundumsatz [kcal] · PAL-Faktor) - Grundumsatz [kcal]

Rechenbeispiel

Als Grundlage soll der Grundumsatz über 1.943,9 kcal im obigen Beispiel verwendet werden. Angenommen dieser Mann würde der zweiten Kategorie zuteilt werden, so müsste der Grundumsatz mit dem PAL-Faktor 1,6 – 1,7 multipliziert werden.

Leistungsumsatz [kcal]

$$(1.943,9 \text{ kcal} \cdot 1,6) - 1.943,9 \text{ kcal} = \mathbf{1.166,3 \text{ kcal}}$$

Der tägliche Leistungsumsatz würde 1.166,3 kcal betragen. Diese Energiemenge würde für die täglichen Aktivitäten benötigt werden. Wie die Aufteilung in die einzelnen Makronährstoffe erfolgen kann, wird später anhand eines weiteren Rechenbeispiels veranschaulicht.

Gesamtumsatz

Der Gesamtumsatz stellt, wie oben schon erwähnt, die täglich theoretisch zuzuführende Gesamtmenge der Kalorien dar, um dabei weder zu- noch abzunehmen. Dabei muss erwähnt werden, dass diese Berechnungen von der tatsächlich zuzuführenden Menge abweichen können, aber nicht müssen. Angenommen, diese Kalorienbilanz wäre ausgeglichen, so müsste zum Abnehmen ein Kaloriendefizit von ungefähr 300 – 500 kcal durchgeführt werden.

Gesamtumsatz [kcal]

Grundumsatz [kcal]+Leistungsumsatz [kcal]

Rechenbeispiel

Gesamtumsatz [kcal]

1.943,9 kcal + 1.166,3 kcal = **3.110,2 kcal**

Aufteilung der einzelnen Makronährstoffe

Da nun der Gesamtumsatz der täglich benötigten Kalorienmenge berechnet wurde, muss nun festgelegt werden, wie die genaue Aufteilung in die einzelnen Makronährstoffe Kohlenhydrate, Proteine und Fette erfolgt. Dazu ist in der untenstehenden Tabelle eine Auflistung der Energiedichte der Nährstoffe zu erkennen, welche für die genaue Berechnung benötigt wird.

Energiedichte der Makronährstoffe	
Nährstoff	**Energiedichte**
Kohlenhydrat	4,1 kcal/g
Protein	4,1 kcal/g
Fett	9,3 kcal/g

Bedarf an Protein

Zur Berechnung des Bedarfs an Protein soll beispielsweise der Referenzwert der deutschen Gesellschaft für Ernährung für die tägliche Proteinmenge von 0,9 g/kg Körpergewicht verwendet werden. Bei einem 86 kg schweren Mann errechnet sich daraus ein täglicher Bedarf von ungefähr 77 g Protein.

Bedarf an Protein [g]

$$\text{Referenzwert } [\frac{g}{kg}] \cdot \text{Körpergewicht}[kg]$$

Bedarf an Protein [kcal]

$$\text{Energiedichte(Protein)} \cdot \text{Proteinmenge}[g]$$

Bedarf an Protein [g]

$$0,9 \ \frac{g}{kg} \cdot 86 \ kg = \mathbf{77 \ g}$$

Bedarf an Protein [kcal]

$$4,1 \ \frac{kcal}{g} \cdot 77 \ g = \mathbf{316 \ kcal}$$

Bedarf an Fett

Auch hier soll beispielsweise der Referenzwert der deutschen Gesellschaft für Ernährung mit 30 % der täglichen Kalorienmenge herangezogen werden.

Bedarf an Fett [kcal]

$$0,3 \cdot \text{Gesamtumsatz[kcal]}$$

Bedarf an Fett [g]

$$\text{Bedarf an Fett [kcal]} \cdot \frac{1}{\text{Energiedichte (Fett)}}$$

Rechenbeispiel

Bedarf an Fett [kcal]

$$0,3 \cdot 3.110,2 \ kcal = \mathbf{933 \ kcal}$$

Bedarf an Fett [g]

$$933 \text{ kcal} \cdot \cfrac{1}{9,3 \; \cfrac{\text{kcal}}{\text{g}}} = \mathbf{100\ g}$$

Bedarf an Kohlenhydraten

Um nun den Bedarf des letzten Makronährstoffs zu ermitteln, muss der Bedarf an Protein und Fett vom Gesamtumsatz subtrahiert werden. Nun kann der restliche Bedarf für die Kohlenhydrate ermittelt werden.

Bedarf an Kohlenhydrate [kcal]

Gesamtumsatz[kcal] - Bedarf an Protein [kcal] - Bedarf an Fett [kcal]

Bedarf an Kohlenhydrate [g]

$$\text{Bedarf an Kohlenhydrate [kcal]} \cdot \cfrac{1}{\text{Energiedichte (Kohlenhydrate)}}$$

Rechenbeispiel

Bedarf an Kohlenhydrate [kcal]

3.110,2 kcal - 316 kcal - 933 kcal = **1.861,2 kcal**

Bedarf an Kohlenhydrate [g]

$$1861,2 \text{ kcal} \cdot \cfrac{1}{4,1 \; \cfrac{\text{kcal}}{\text{g}}} = \mathbf{454\ g}$$

$$454 \text{ g} \cdot 4{,}1\,\frac{\text{kcal}}{\text{g}} + 100 \text{ g} \cdot 9{,}3\,\frac{\text{kcal}}{\text{g}} + 77 \text{ g} \cdot 4{,}1\,\frac{\text{kcal}}{\text{g}} = 3.107{,}1 \text{ kcal}$$

Zusammenfassung Kapitel:

- Der Grundumsatz ist diejenige Energiemenge, welche für die grundlegenden Funktionen des Körpers (Herzschlag, Atmung,…) verantwortlich ist
- Der Leistungsumsatz ist diejenige Energiemenge, welche zusätzlich für Alltags- und Sportaktivitäten aufgebracht werden muss
- Der Gesamtumsatz spiegelt die Summe aus Grund- und Leistungsumsatz wider
- Anhand des Gesamtumsatzes kann eine Verteilung auf die verschiedenen Makronährstoffe vorgenommen werden

Kapitel 5

Überblick der wichtigsten Stoffwechseltypen

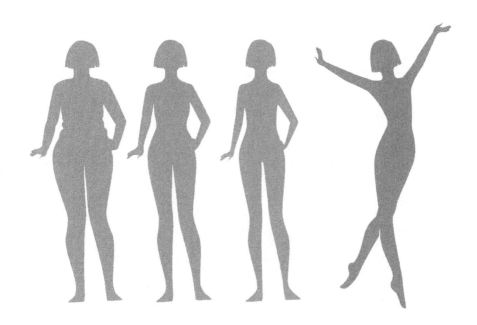

5

Überblick der wichtigsten Stoffwechseltypen

„Der Hunger der Menschen in verschiedenen Teilen der Welt rührt daher, dass viele von uns viel zu viel mehr nehmen als sie brauchen!"

- Mahatma Gandhi -

Seit vielen Jahren gibt es Ansätze zur Einteilung der Menschen in verschiedene Stoffwechseltypen. Da nicht jeder Mensch gleich funktioniert, bezieht sich diese Theorie auf den unterschiedlichen Energiestoffwechsel. Diese besagt, dass jede Person einen individuellen Bedarf an den Makronährstoffen Kohlenhydrate, Proteine und Fette besitzt. Dabei erfolgt die Einteilung nach den folgenden Typen:

- Kohlenhydrattyp
- Eiweißtyp
- Mischtyp

Dieser Theorie zufolge weisen die verschiedenen Typen charakteristische Merkmale auf. Der Typologie William Sheldons zufolge gibt es drei unterschiedliche Körpertypen. Diese sind im unteren Bild erkennbar. Diese Typologie schafft einen Zusammenhang des Körper- mit dem Stoffwechseltyps. So vertritt der ectomorphe Typ einen schnellen und der endomorphe Typ einen langsamen Stoffwechsel. Der mesomorphe Typ stellt hierbei den Mischtyp mit einem ausgewogenen Stoffwechsel dar.

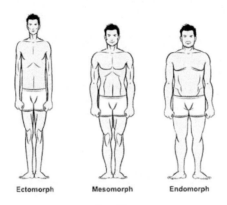

Quelle:
https://upload.wikimedia.org/wikipedia/commons/a/ab/Bodytypes.jpg

Charakterisierung Körpertyp

Ectomorph

- Lange Arme und Beine
- Kurzer Oberkörper
- Schmale Schultern
- Kleiner Brustkorb
- Geringe Fettspeicherung
- Dünne Haare
- Meist hochwüchsig

Mesomorph

- Großer Brustkorb
- Langer Oberkörper
- Dicke Haare
- Markante Wangenknochen
- Fettanlagerung meist nur an Bauch und Hüfte
- Kräftige Muskulatur
- Dicke Haut

Endomorph

- Kurze Arme und Beine
- Weiche Haut
- Breite Hüfte
- Starke Fettspeicherung
- Dünne Haare
- Meist klein
- Weiche Muskulatur

Kohlenhydrattyp

Der Kohlenhydrattyp hat im Allgemeinen keinen großen Appetit und benötigt wenig, bis das Sättigungsgefühl eintritt. Auch lange Pausen zwischen den Mahlzeiten sind ein typisches Merkmal. Er denkt nur an das Essen, wenn ihm ein starkes Hungergefühl überkommt. Zudem lässt er ganze Mahlzeiten auf Grund von Stress aus. Dies kann zu Übergewicht führen, da der Körper den Grundumsatz nach unten korrigiert und dadurch weniger Energie verbraucht. Der Kohlenhydrattyp verträgt eine Kombination aus Eiweiß und

Kohlenhydraten, jedoch in einem anderen Verhältnis als der Eiweißtyp. Fette Mahlzeiten und große Fleischportionen bekommen ihm nicht gerade gut. Jedoch verträgt er kohlenhydratreiche Mahlzeiten sehr gut. In der Regel eignen sich sämtliche Obst- und Gemüsesorten, komplexe Kohlenhydrate und mageres Protein. Das optimale Verhältnis von Kohlenhydraten, Protein und Fett beträgt 60 %, 20 %, 20 %.

Eiweißtyp

Der Eiweißtyp hat im Gegensatz zum Kohlenhydrattyp viel Appetit und bevorzugt große Mahlzeiten, die gerne auch fettig und salzig sein können. Ein schnelles Hungergefühl zwischen den Mahlzeiten ist keine Seltenheit. Enorm zuckerhaltige Lebensmittel verursachen Müdigkeit, da der Blutzuckerspiegel stark schwankt und zudem Heißhungerattacken verursacht. Daher sollte der Eiweißtyp auf komplexe Kohlenhydrate umsteigen, welche den Blutzuckerspiegel konstant halten und ein längeres Sättigungsgefühl einstellen. Das optimale Verhältnis von Kohlenhydraten, Protein und Fett beträgt 40 %, 30 %, 30 %.

Mischtyp

Der Mischtyp liegt zwischen dem Kohlenhydrat- und dem Eiweißtyp, wobei dieser nicht immer genau der Mitte liegen muss. Es kann auch eine leichte Tendenz zu einem der beiden Typen bestehen. Der Mischtyp besitzt im Allgemeinen zu den normalen Essenszeiten ein Hungergefühl. Bei einer nicht ausgewogenen Ernährung kann es leicht vorkommen, dass in das Muster des Kohlenhydrat- oder Eiweißtyps abgewichen wird. Der Mischtyp besitzt die größte Auswahl an Nahrungsmitteln, was jedoch nicht heißen soll, sich unausgewogen zu ernähren. Tierische, wie pflanzliche Eiweißquellen sollten auf dem Ernährungsplan stehen. Als Kohlenhydratquellen eignen sich Obst, Gemüse, Reis, Kartoffeln oder Vollkornprodukte. Das optimale Verhältnis von Kohlenhydraten, Protein und Fett beträgt 50 %, 20 %, 30 %.

Zusammenfassung Kapitel:

- Jeder Mensch verträgt die Makronährstoffe unterschiedlich gut und daher gibt es eine Einteilung in verschiedene Stoffwechseltypen (Kohlenhydrat-, Eiweiß-, Mischtyp)
- Die Charakterisierung des Körpertyps (Ectomorph, Mesomorph, Endomorph) schafft einen Zusammenhang zwischen Körper- und Stoffwechseltyp
- Je nachdem, welcher Stoffwechseltyp vorliegt, sollte eine unterschiedliche, prozentuale Aufteilung der Makronährstoffe vorgenommen werden

Kapitel 5 –Überblick der wichtigsten Stoffwechseltypen

Stoffwechsel beschleunigen

Kapitel 6

Anzeichen für einen schlechten Stoffwechsel

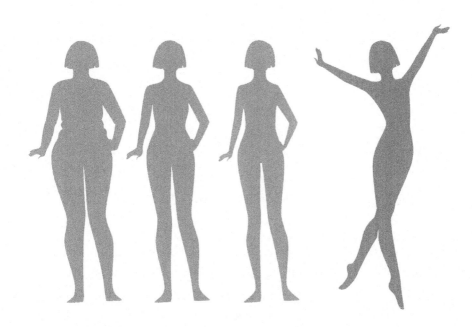

Anzeichen für einen schlechten Stoffwechsel

„Der Mensch ist, was er isst!"

- Ludwig Feuerbach -

D a nun die Grundlagen zur Theorie des Stoffwechsels erläutert wurden, möchte ich noch kurz auf verschiedene, mögliche Indikatoren für einen schlechten Stoffwechsel und die häufigsten Stoffwechselerkrankungen eingehen. Vielleicht ist es bei Dir auch so, dass Du dich streng an Diät- und Ernährungspläne hältst, regelmäßig Sport betreibst und deinem Körper ausreichend Erholung gönnst, aber dennoch keinen Gewichtsverlust verzeichnen kannst. Als mögliche Ursache könnte hier ein langsamer Stoffwechsel zu nennen sein. Vielleicht gehörst Du jedoch zu den Menschen, die essen können was sie wollen und dennoch nicht zunehmen. Dies kann ein Anzeichen eines sehr schnellen Stoffwechsels sein. Doch was zu Beginn wie ein Segen klingt, kann für den Einzelnen schnell zum Fluch werden.

Was bedeutet ein schlechter Stoffwechsel?

Aber was bedeutet nun ein schlechter Stoffwechsel genau? Da der Stoffwechsel für den Auf-, Um- und Abbau von Nährstoffen und den Abtransport von Stoffwechselendprodukten verantwortlich ist, kann dabei eine Störung einen schlechten Stoffwechsel verursachen. Die Verwertung der Nährstoffe sowie die Entschlackung von

Stoffwechselendprodukten finden nicht mehr richtig statt. Dies kann aber auch durch ein hohes Kaloriendefizit verursacht werden. Durch die drastische Kalorienreduktion wird der Stoffwechsel auf ein Minimum gesenkt, um die gespeicherten Energiereserven nicht zu verschwenden. Dadurch sinkt der Grundumsatz, was den gewollten Effekt des Abnehmens scheitern lassen kann. Durch das Sinken des Grundumsatzes kann die Kalorienbilanz sehr schnell ausgeglichen sein und das Abnehmen von Körpergewicht unmöglich machen. Anzeichen für einen langsamen Stoffwechsel können sein:

- Unwillkürliche Gewichtszunahme
- Müdigkeit
- Appetitlosigkeit
- Antriebslosigkeit
- Häufiges Frieren
- Brüchige Nägel
- Haarausfall
- Störung des Verdauungstraktes
- Kopfschmerzen
- Trockene Haut

Die Schilddrüse als Organ des Stoffwechsels

Die Schilddrüse ist eine Hormondrüse und befindet sich am Hals unterhalb des Kehlkopfes. Eine wichtige Funktion besteht in der Steuerung des Energiestoffwechsels sowie im Wachstum einzelner Zellen. Die dort gebildeten Hormone Trijodthyronin (T_3) Thyroxin (T_4) sind von großer Bedeutung für den Stoffwechsel und den Funktionszustand vieler Organe. Werden diese in zu kleiner oder zu großer Anzahl gebildet, hat dies einen negativen Einfluss auf den Stoffwechsel. Es liegt dann eine Unter- bzw. Überfunktion der

Schilddrüse vor. Mittels medizinischer Untersuchungen kann dies festgestellt werden. Bei einer Schilddrüsenunterfunktion kommt es zu einem langsamen Stoffwechsel und die oben aufgeführten Anzeichen können darauf hindeuten. Eine Schilddrüsenüberfunktion kann auf einen zu schnellen Stoffwechsel deuten. Mögliche Anzeichen dafür sind:

- Unwillkürlicher Gewichtsverlust
- Starkes Schwitzen
- Unruhe
- Nervosität
- Starkes Trinkverlangen
- Haarausfall
- Zittrige Hände

Die vorliegenden Anzeichen können auf eine Störung des Stoffwechsels und der Schilddrüse hindeuten. Aus diesem Grund sollte immer auch ein medizinischer Rat eingeholt werden.

Zusammenfassung Kapitel:

- Es gibt verschiedene Anzeichen, die auf einen langsamen oder zu schnellen Stoffwechsel hindeuten können
- Die Schilddrüse stellt ein wichtiges Organ in Bezug auf unseren Stoffwechsel dar

Stoffwechsel beschleunigen

Kapitel 7

Die häufigsten Stoffwechselerkrankungen

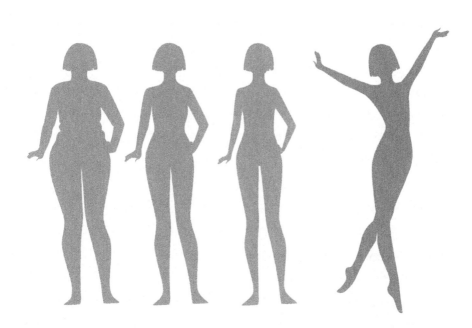

Die häufigsten Stoffwechselerkrankungen

„Es gibt tausend Krankheiten, aber nur eine Gesundheit!"

- Ludwig Börne -

Es gibt viele verschiedene Ursachen für Stoffwechselerkrankungen. Diese können durch zahlreiche innere und äußere Einflüsse verursacht werden. Durch diese Einflüsse gerät die Produktion der Hormone ins Ungleichgewicht. Dadurch entsteht ein Mangel oder eine Überproduktion eines bestimmten Stoffes, welches unseren Hormonhaushalt aus dem Gleichgewicht bringt. Die häufigsten Ursachen sind:

- Vererbung
- Umwelteinflüsse
- Falsche Lebensgewohnheiten (Übergewicht, Rauchen, Bewegungsmangel, falsche Ernährung, …)
- Arbeitsplatzeinflüsse (Gifte, Strahlung, …)

Diabetes Mellitus

Diabetes Mellitus, umgangssprachlich auch Diabetes oder Zuckerkrankheit genannt, ist die häufigste und schwerste Stoffwechselerkrankung, die bislang bekannt ist. Man unterscheidet diesbezüglich Diabetes Typ 1 und Diabetes Typ 2. Bei beiden Gruppen liegt eine Stoffwechselstörung vor, es unterscheidet sich nur die Ursache. Wie bereits im Kapitel vorher erklärt werden durch den Verdauungstrakt Kohlenhydrate in Einfachzucker (Glukose) umgewandelt, welcher anschließend über die Darmwand in den Blutkreislauf transportiert wird. Mittels des Botenstoffs Insulin, welches in der Bauchspeicheldrüse produziert wird, ist es möglich, Glukose aus dem Blut ins Innere unserer Zellen zu leiten, welches dann als Energie zur Verfügung steht. Zudem wird durch das Insulin der Einfachzucker in der Leber als Glykogen zwischengespeichert. Dieser kann dann je nach Bedarf wieder in Glukose umgewandelt und als Energie bereitgestellt werden. Fehlt nun das Hormon Insulin, so kann zum einen der Transport in die Zellen nicht mehr sichergestellt werden. Zum anderen wird über die Leber ständig neue Glukose in den Blutkreislauf abgegeben, da die Unterdrückung durch die Einlagerung des Insulins in die Leber fehlt. Auf Grund dessen kommt es zu einer Erhöhung des Blutzuckerspiegels, welcher durch das körpereigene Insulin nicht mehr abgebaut werden kann. Dabei kann es zu schweren gesundheitlichen Folgen kommen. Schätzungen zufolge wird die Anzahl der weltweit erkrankten Personen bis 2030 stark ansteigen.

Diabetes Typ 1

Bei diesem Typ der Erkrankung, welche übrigens die seltenere Form von Diabetes Mellitus ist und bereits im Kindes- oder Jugendalter auftritt, liegt eine Autoimmunerkrankung des Körpers vor. Dies bedeutet, dass das körpereigene Immunsystem die insulinproduzierenden Zellen angreift und zerstört. Die Zellen produzieren danach nicht mehr genügend oder gar kein Insulin. Es muss also von außen zugeführt werden.

Dieser Typ der Erkrankung, welche die häufigere von beiden darstellt, trat früher erst ab einem Alter von etwa 40 Jahren auf. Heutzutage leiden aber immer mehr Jugendliche daran. Dabei wird zwischen einem relativen und einem absoluten Insulinmangel unterschieden. Durch den relativen Insulinmangel reicht es nicht aus, die Glukosebestandteile in das Innere der Zellen zu schleusen. Diese Zellen stellen eine gewisse Insulinresistenz auf. Dadurch muss zwangsläufig mehr Insulin von der Bauchspeicheldrüse produziert werden. Auf Grund dieser Überproduktion lässt die Insulinproduktion im Laufe der Jahre nach, bis zu dem Punkt, an dem das Insulin nicht mehr ausreichend ist und es zum absoluten Insulinmangel kommt. Die Hauptfaktoren für Diabetes Typ 2 sind Übergewicht und Bewegungsmangel. Auch hier muss das Insulin von außen zugeführt werden.

Schilddrüsenfehlfunktion

Wie bereits im vorherigen Kapitel erklärt ist die Schilddrüse ein sehr wichtiges Organ für unseren Stoffwechsel. Diese hat viele wichtige Funktionen, die für den Menschen von enormer Bedeutung sind. Sie reguliert unter anderem die Körpertemperatur oder unseren Puls. Bei dieser Erkrankung unterscheidet man zwischen zwei Arten. Zum einen gibt es eine Schilddrüsenunterfunktion (Hypothyreose) und zum anderen eine Schilddrüsenüberfunktion (Hyperthyreose). Je nachdem, in welchem Ausmaß die Produktion der Hormone im Körper stattfindet, hat dies unterschiedliche gesundheitliche Folgen. Eine Schilddrüsenüberfunktion tritt in der Regel vermehrt auf und dies auch eher bei Frauen. Eine Erkrankung der Schilddrüse kann medikamentös oder operativ behandelt werden. Gegebenenfalls besteht die Möglichkeit beides zu kombinieren.

Gicht

Die Stoffwechselerkrankung Gicht, auch Urikopathie genannt, wird durch chronisch hohe Harnsäurewerte im Blut verursacht. Diese Harnsäure kristallisiert aus und bildet scharfe, nadelähnliche Kristalle, die sich in den Gelenken ablagern. Durch diese Kristalle kommt es zu Schwellungen, Rötungen, Schmerzen und Steifheit in den Gelenken. Die Harnsäure wird normalerweise durch die Nieren gefiltert und als Stoffwechselendprodukt ausgeschieden. Menschen, die von Gicht betroffen sind, haben entweder eine sehr starke Harnsäureproduktion oder die Nieren können die Filtration nicht ordnungsgemäß durchführen. Man kann dabei zwischen einer primären und sekundären Gicht unterscheiden. Während bei der primären Gicht die Erkrankung bereits angeboren ist und die Nieren die Filtration nicht ordentlich ausführen können, wird bei der sekundären Gicht ein Überschuss der Harnsäure durch andere Erkrankungen ausgelöst. Als Auslöser für einen Gichtanfall kann ein übermäßiger Verzehr von purinreichen Lebensmitteln wie Fleisch und Innereien gelten. Auch zu viel Alkohol oder strenge Diäten können zu diesem beitragen. Eine Erkrankung mit Gicht kann medikamentös oder durch Umstellung der Essens- und Lebensgewohnheiten behandelt werden.

Mukoviszidose

Mukoviszidose ist eine Erbkrankheit und wird durch Veränderung bestimmter Gene verursacht, welche für die Produktion von Körperflüssigkeiten verantwortlich sind. Sekrete in der Lunge oder in der Bauchspeicheldrüse sind dadurch viel zäher als bei anderen

Menschen. Auf Grund dessen können viele Organe nicht mehr ordnungsgemäß arbeiten. Es bildet sich ein zäher Schleim unter anderem in der Lunge, welche die Äste der Bronchien verstopft. Die Krankheit ist nicht heilbar. Der Krankheitsverlauf kann aber in Verbindung mit Medikamenten und Inhalationen deutlich verlangsamt werden.

Zusammenfassung Kapitel:

- Stoffwechselerkrankungen werden durch innere und äußere Einflüsse (Vererbung, Umwelteinflüsse, Lebensgewohnheiten, Arbeitsplatzeinflüsse) verursacht
- Die häufigsten Erkrankungen sind Diabetes, eine Schilddrüsenfehlfunktion, Gicht und Mukoviszidose

Stoffwechsel beschleunigen

Kapitel 8

7 Lebensmittel, die den Stoffwechsel beschleunigen

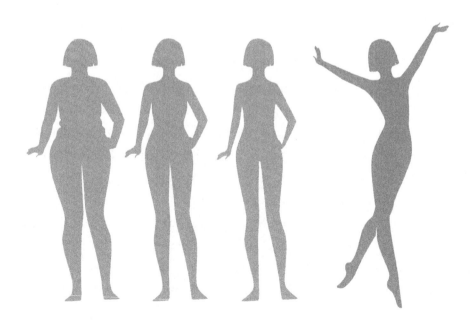

7 Lebensmittel, die den Stoffwechsel beschleunigen

In diesem Kapitel möchte ich Dir eine Auflistung von verschiedenen Lebensmitteln und Gewürzen darstellen, welche den Stoffwechsel des menschlichen Körpers beschleunigen können. Dadurch besteht die Möglichkeit, die Fettverbrennung auf einfache und effektive Art und Weise anzukurbeln. Denn nicht nur die Gene, sondern auch die Essensgewohnheiten spielen eine wichtige Rolle für einen aktiven Stoffwechsel.

Grüner Tee

Grüner Tee ist ein altbewährtes Mittel zur Anregung der Fettverbrennung und zugleich als Appetitzügler verwendbar. Für diesen Rückgang des Hungergefühls sind Bitterstoffe, welche im grünen Tee enthalten sind, verantwortlich. Durch den hohen Koffeingehalt der Teeblätter (bis zu 5 Prozent) liegt dieser über dem der Kaffeebohnen (etwa ein Prozent). In Kombination mit den im grünen Tee enthaltenen Catechinen, die darin in relativ hohem Gehalt vorkommen, wurde in vielen Studien eine Reduktion der Fettaufnahme im Verdauungstrakt nachgewiesen. Gleichzeitig wird durch diese Inhaltsstoffe der Stoffwechsel positiv angeregt. Darüber hinaus sind im grünen Tee zahlreiche Antioxidantien enthalten. Dieser Stoff macht freie Radikale in unserem Körper unschädlich, welche bei zu hohem Anteil eine schädliche Wirkung besitzen.

Der Ingwer ist eine Pflanzenart und besitzt einen scharfen und würzigen Geschmack. Die wesentlichen Bestandteile sind ätherisches Öl und aromatische Scharfstoffe, darunter auch Gingerol. Zusammen mit dem Bitterstoff Shogaole wirken sie entzündungshemmend und stoffwechselfördernd. Zudem wirkt Ingwer, wie auch der grüne Tee, als natürlicher Appetitzügler. Es gibt verschiedene Möglichkeiten Ingwer zuzubereiten. So kannst Du ihn mit der normalen Nahrung als Gewürz einnehmen oder aber auch als Tee zu Dir nehmen. Im Internet gibt es sicherlich viele Rezepte für die Zubereitung. Allerdings sollte ein übermäßiger Verzehr von Ingwer vermieden werden, da es sonst zu Sodbrennen oder Verdauungsstörungen kommen kann.

Kaffee

Das wohl bekannteste Mittel zur Beschleunigung des Stoffwechsels dürfte wohl zweifelsfrei der Kaffee sein. Studien belegen, dass Kaffee nicht nur zur Fettverbrennung beiträgt, sondern auch die Konzentrationsfähigkeit kurzfristig erhöhen kann. Wichtig dabei ist jedoch, den Kaffee ohne den Zusatz von Milch und Zucker zu genießen, ansonsten werden die positiven Wirkungen unterdrückt. Durch den Kaffeegenuss und die anregende Wirkung werden die Blutgefäße erweitert und der Herzschlag erhöht sich. Daraus folgend verbessert sich die Durchblutung vieler Organe. Außerdem wirkt der Kaffeekonsum harntreibend, was die Ausscheidung der Stoffwechselendprodukte beschleunigt. Kaffee ist also zur Anregung des Stoffwechsels vielfältig einsetzbar.

Mandeln

Mandeln gehören zu den gesunden, basischen Lebensmitteln und können viel mehr sein als nur ein Snack für zwischendurch. Sie sind nicht nur reich an Mikronährstoffen, sondern können unseren Stoffwechsel entscheidend beeinflussen. Das enthaltene Vitamin E stärkt unser Immunsystem und Antioxidantien machen freie Radikale und Giftstoffe in unserem Körper unschädlich. Durch die enthaltenen gesunden Fette und den hohen Ballaststoffanteil können sie als natürlicher Appetitzügler wirken und dadurch Heißhungerattacken vermeiden. Außerdem wurde in vielen Studien bewiesen, dass Herz-Kreislauf-Erkrankungen und der Blutdruck gesenkt werden kann. Wie schon erklärt, ist ein Verzicht auf den Makronährstoff Fett nicht zu empfehlen. Qualitativ hochwertiges Fett, wie es beispielsweise in Mandeln vorkommt, ist essentiell für den menschlichen Körper und muss daher täglich über die Nahrung zugeführt werden.

Avocados

Ein weiterer Lieferant von sehr gesunden Fetten stellt die Avocado dar. Diese Frucht besitzt außerdem einen sehr hohen Anteil an L-Carnitin. Dieser Stoff ist für die Energiegewinnung aus Fettsäuren verantwortlich und kann somit ein effektives Abnehmen begünstigen. Die Avocado ist nicht nur reich an Vitaminen und Mineralien, sondern kann mittels der enthaltenen Ballaststoffe die Verdauung positiv anregen. Zusätzlich wirkt sie, wie in vielen Studien bewiesen wurde, regulierend auf den Cholesterinspiegel aus.

Mit einem hohen Anteil an Vitamin C kann die Zitrone eine sehr effektive Rolle bei der Fettverbrennung spielen. Zusammen mit den Vitaminen Niacin und Vitamin B_6 wird die Produktion von L-Carnitin angeregt, welches unter anderem, wie gerade erklärt, für die Energiegewinnung aus Fettsäuren zuständig ist. Vitamin C ist zudem Fänger von freien Radikalen und besitzt somit eine antioxidative Wirkung.

Zimt

Zimt bezeichnet ein Gewürz aus der getrockneten Rinde eines Zimtbaumes und ist meistens ein unterschätztes natürliches Heilmittel. Auf Grund der durch Forscher bestätigten Tatsache die Insulinwirkung zu verbessern und der damit verbundenen geringeren Ausschüttung besteht eine Blutzuckerspiegel regulierende Wirkung. Dies ermöglicht wiederrum die Abgabe der Fettzellen aus den Fettdepots und damit ein effektives Abnehmen. Obendrein verbessert dieses Gewürz die Thermogenese (Wärmeproduktion) des menschlichen Körpers, wodurch mehr Energie und damit Kalorien verbrennt werden. Allerdings sollte auf einen übermäßigen Konsum von Zimt verzichtet werden, da das enthaltene Cumarin in höheren Dosen als gesundheitsschädlich gilt.

Stoffwechsel beschleunigen

Kapitel 9

7 Methoden, um den Stoffwechsel anzuregen

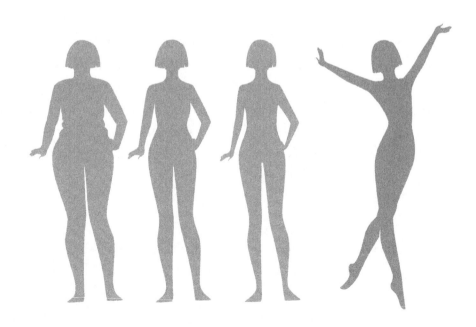

7 Methoden, um den Stoffwechsel anzuregen

Nun werde ich Dir die einfachsten und effektivsten Methoden aufzählen, damit Du deinen Stoffwechsel anregen und somit deine Fettverbrennung auf das Maximum optimieren kannst. Hiermit lassen sich deine langersehnten Träume von einer Traumfigur erfüllen. Du musst jedoch grundlegende Eigenschaften wie Fokus und Disziplin aufbringen, ansonsten werden diese Methoden keinen Erfolg haben.

Ausgewogene Ernährung

Das Fundament, auf dem alle Essens- und Lebensgewohnheiten aufgebaut sein sollten, stellt eine ausgewogene Ernährung dar. Dies kann nicht nur zum Stoffwechsel anregen gut sein sondern auch viele gesundheitliche Vorteile mit sich bringen. Eine ausgewogene Ernährung bedeutet den täglichen Bedarf an Nährstoffen wie Kohlenhydrate, Proteine, Fette, Vitamine und Mineralien zu decken, ohne auf etwas verzichten zu müssen. Genuss, bedarfsgerechte Ernährung und Lebensmittelvielfalt kann hierbei einfach in den Alltag integriert werden.

Obst und Gemüse spielen laut der deutschen Gesellschaft für Ernährung eine wichtige Rolle. Diese sollten fünfmal am Tag im Verhältnis von drei Portionen Gemüse und zwei Portionen Obst verzehrt werden. Dazu zählen auch Hülsenfrüchte wie Linsen, Bohnen oder ungesalzene Nüsse. Dadurch wird neben Ballaststoffen eine reichliche Versorgung an Makro- aber vor allem an Mikronährstoffen gewährleistet.

Eine weitere wichtige Gruppe für eine ausgewogene Ernährung stellen die Getreideprodukte dar. Dabei sollte jedoch auf komplexe Kohlenhydrate zurückgegriffen werden, da diese einen erhöhten Vitamin- und Ballaststoffanteil enthalten und zudem aufgrund ihrer Struktur ein längeres Sättigungsgefühl hervorrufen. Dadurch bleibt der Blutzuckerspiegel konstant und extreme Insulinspitzen sind vermeidbar. Komplexe Kohlenhydrate kommen in Vollkornprodukten wie Brot und Nudeln aber auch in Reis und Kartoffeln vor. Durch 30 g Ballaststoffe in der täglichen Ernährung wird außerdem das Risiko für Diabetes Mellitus Typ 2 oder Herz-Kreislauf-Krankheiten minimiert.

Tierische Lebensmittel sollten, wenn auch eher selten, in den Ernährungsplan aufgenommen werden. Dabei empfiehlt es sich Milch und Milchprodukte (Joghurt, Käse) täglich in drei Portionen zu verzehren. Ein mögliches Beispiel wäre ein Glas Milch, ein Joghurt und eine Scheibe Käse. Auch naturbelassener Fisch ist mit ein- bis zweimal in der Woche auf dem Plan zu finden. Dabei kann auch auf fettigen Fisch (Hering, Makrele, Lachs) zurückgegriffen werden. Fleisch, Wurstwaren und Eier sollten in Maßen gegessen werden.

Qualitativ hochwertige und damit gesunde Fette sind für die tägliche Ernährung essentiell. Ein bis zwei Esslöffel pflanzliche Öle wie Oliven-, Raps- oder Walnussöl oder auch Wal-, Macadamianüsse oder Mandeln enthalten diese gesunden Fette. Industriell verarbeitete Lebensmittel wie Gebäck, Süßwaren, Fast-Food, Chips oder Schokolade enthalten viele ungesunde Fette. Diese Lebensmittel sollten daher nur als Genussmittel angesehen und nur ab und zu verzehrt werden, jedoch nicht öfter als einmal täglich eine kleine Portion.

Zucker und Salz sollte möglichst eingespart werden. Denn mit Zucker gesüßte Lebensmittel und Getränke sind nicht nur nährstoffarm und enthalten leere Kalorien, sondern erhöhen auch den Blutzuckerspiegel und haben eine Insulinausschüttung zur Folge, was wiederrum die Fettverbrennung hemmt.

Es sollte auch darauf geachtet werden, die Lebensmittel, vor allem Gemüse, schonend zuzubereiten. Damit wird vermieden, dass viele Nähr- und Mineralstoffe schon bei der Zubereitung verloren gehen. Versuche zudem eine Integration der zuvor aufgeführten Lebensmittel und Gewürze in deinen Alltag durchzuführen. Das regt deinen Stoffwechsel an und wirkt sich positiv auf deine Gesundheit aus. Die Häufigkeit der Mahlzeiten, wie schon Ende der 90er Jahre in einer Metastudie bewiesen werden konnte, hat keinen direkten Einfluss auf die Stoffwechselaktivität. Ob Du also 2-3 mal oder 5-6 mal Tag isst, wirkt sich nicht auf den Stoffwechsel aus. Allerdings ließen sich positive Wirkungen bei wenigen großen Mahlzeiten auf den Blutzuckerspiegel feststellen. Hierbei bestand ein größeres Sättigungsgefühl und daher empfahlen die Forscher wenige große Mahlzeiten für einen schnellen Gewichtsverlust einzuplanen. Hinzukommend sollte eine gewisse Regelmäßigkeit bestehen. Versuche also die Häufigkeit und den Zeitpunkt deiner Mahlzeiten zu fixieren. Essentiell ist es, um gesund abzunehmen, ein leichtes Kaloriendefizit zu erzeugen. Wenn beispielsweise der Gesamtumsatz pro Tag 2.800 kcal beträgt, dann versuche 300 – 500 kcal weniger aufzunehmen. Somit verhindert man, dass der Körper sich zu schnell an die geringe Kalorienzufuhr gewöhnt und den Stoffwechsel herunterfährt.

Wasser ist mit bis zu 70 % Hauptbestandteil des menschlichen Körpers. Daher ist es für den Menschen unverzichtbar und spielt in vielen lebenswichtigen Funktionen, unter anderem dem Stoffwechsel, eine entscheidende Rolle. Ein Wassermangel ist mit schweren gesundheitlichen Folgen verbunden. Durch verschiedene Stoffwechselendprodukte verlieren wir je nach ausgeführten Aktivitäten täglich mindestens 2,5 l Wasser. Dies ist zum Beispiel der Schweiß über die Haut, über den Stuhl und Urin ausgeschiedenes Wasser oder in der ausgeatmeten Luft enthaltenes Wasser. Daher muss dieser Verlust über die tägliche Zufuhr von Flüssigkeit ausgeglichen werden. Es sollte allerdings auf zuckerhaltige Getränke verzichtet werden, da diese, wie vorhin schon erwähnt, nicht nur leere Kalorien enthalten, sondern auch eine Insulinausschüttung bewirken. Da jedoch auch in der festen Nahrung ein gewisser Flüssigkeitsanteil enthalten ist, muss nicht die gesamte Menge über das Trinken zugeführt werden. Ein grober Richtwert für die Flüssigkeitszufuhr kann mit 1,5 – 2 l angenommen werden. Je nach sportlicher Aktivität lässt sich dies noch erhöhen. Mineralwasser und Tee sollten an oberster Stelle stehen. Als Tee kannst Du beispielsweise den oben vorgestellten grünen Tee oder auch Ingwertee verwenden. Falls Dir normales Mineralwasser geschmacklich nicht zusagt, kannst Du durch die Kombination mit einer Zitrone nicht nur den Geschmack verbessern, sondern zugleich auch einen erhöhten Vitamin C Anteil und somit deinen Stoffwechsel ankurbeln.

Sportliche Aktivität

Ein weiterer, sehr wichtiger Faktor zur Beschleunigung des Stoffwechsels ist eine regelmäßige sportliche Aktivität. Denn nur alleine mit einer ausgewogenen, gesunden Ernährung ist es nicht möglich, die Fettverbrennung anzukurbeln. Nur durch die Kombination aus diesen beiden Faktoren ist dies möglich. Denn die Fettverbrennung wird durch unseren Bewegungsmangel gehemmt. Beim Sport lässt sich der Stoffwechsel außerdem gleich doppelt beeinflussen. Während der Aktivität verbrennt der Körper nach einer gewissen Zeit die Fettreserven und zudem lässt sich der Grundumsatz erhöhen. Dadurch verbraucht der Körper täglich mehr Kalorien.

Bei der sportlichen Aktivität kann man grundsätzlich zwischen zwei verschiedenen Arten unterscheiden. Zum einen gibt es den Ausdauer- und zum anderen den Kraftsport. Hierbei wird jeweils nach dem zu trainierenden Element Ausdauer und der Kraft beziehungsweise Muskulatur unterschieden.

Durch den Ausdauersport ist es möglich, eine kontinuierliche Fettverbrennung zu ermöglichen. Dies wird durch die Aktivierung der steigenden Mitochondrien verursacht. Dadurch erhöht sich zusätzlich der Grundumsatz. Durch fehlenden Ausdauersport ist die Anzahl der beteiligten Mitochondrien am Stoffwechsel geringer, dadurch wird die Einlagerung der durch die Nahrung aufgenommenen Fette in die Fettdepots begünstigt.

Eine weitere gute Möglichkeit, um die Fettverbrennung und den Stoffwechsel anzuregen, ist der durch den Kraftsport eingeleitete Muskelaufbau. Denn je mehr Muskelmasse der menschliche Körper besitzt, umso mehr Kalorien ist er bereit zu verbrennen. Der Grund hierfür besteht darin, dass die Muskulatur im Ruhezustand mehr verbrennt als jedes andere Gewebe. Hinzukommend kann durch ein intensives Ausdauer- oder Krafttraining der sogenannte Nachbrenneffekt erzeugt werden. Dieser erhöht die Stoffwechselaktivität des Körpers und stellt sich unmittelbar nach dem Training ein. Für eine gewisse Zeit erhöht sich also der Energieumsatz im Ruhezustand. Über ein intensives Training werden entsprechende Hormone ausgeschüttet, die die Herztätigkeit und die Atmung anregen. Durch verschiedene Studien wurde eine Dauer des Nachbrenneffekts zwischen 24 – 72 Stunden nach dem Training nachgewiesen. In der ersten Stunde nach dem Training erreicht dieser seinen Höhepunkt, danach vermindert er sich exponentiell. Eine Kombination aus Ausdauer- und Kraftsport ist daher sehr ratsam zur Beschleunigung des Stoffwechsels und der Fettverbrennung.

Stoffwechsel beschleunigen

Schon bei unseren Vorfahren versetzte Stress den menschlichen Körper in Alarmbereitschaft, um das eigene Überleben zu sichern. Dies äußerte sich in einem erhöhten Herzschlag, einer schnellen Atmung und der Anspannung verschiedener Muskeln. Der Verdauungstrakt arbeitete dadurch langsamer. All diese Einflüsse sind auch im heutigen Alltag noch vorhanden. Allerdings haben sich die Ursachen geändert. So zählen die folgenden Punkte zu den häufigsten Ursachen, die Stress auslösen.

- Termin- und Leistungsdruck im Beruf
- Gesundheitliche Probleme
- Existenzängste oder finanzielle Probleme
- Hohe Verantwortung im Privat- und Berufsleben
- Soziale Konflikte
- Schicksalsschläge
- Schlafmangel
- Unfälle

Aufgrund dieser Ursachen wird Stress im heutigen Alltag verursacht. Bei Stress kann man jedoch zwischen zwei verschiedenen Arten unterscheiden.

Es gibt zum einen den positiven Stress (Eustress) und den negativen Stress (Disstress). Beim positiven Stress wirken alle inneren und äußeren Reize positiv auf den Organismus, ohne ihn dabei zu schädigen. Dies kann beispielsweise eine erhöhte Aufmerksamkeit oder auch eine bessere Leistungsfähigkeit nach sich ziehen. Beim negativen Stress hingegen vermindern sich genau diese Eigenschaften. Innere und äußere Reize wirken negativ auf den

Organismus und fühlen sich unangenehm und bedrohlich an. Ohne einen Ausgleich zum Stress kann der Organismus geschädigt werden und ernsthaft erkranken.

Unser Körper schüttet in Stresssituationen das Hormon Cortisol aus. Es ist der direkte Gegenspieler zum Insulin und will dem Körper Energie bereitstellen. Wird nun dieses Hormon über einen längeren Zeitraum bei anhaltendem Stress ausgeschüttet, so kann dies nicht nur einen negativen Einfluss auf unseren Stoffwechsel haben, sondern auch weitere Krankheiten wie Fettleibigkeit, Bluthochdruck, Schlaflosigkeit oder auch eine Verringerung der Immunfunktion zur Folge haben. Nicht nur aus der Sicht des Stoffwechsels, sondern auch um verschiedene ernsthafte Krankheiten zu vermeiden, sollte ein lange anhaltender Stress vermieden werden.

Qualitativ hochwertige und ausreichende Schlafdauer

Eine weitere Methode, um den Stoffwechsel positiv zu beeinflussen und damit dauerhaft Fett zu verbrennen liegt in der Dauer und Qualität des Schlafes. Demnach berichten Forscher aus Deutschland und der Schweiz, dass dauerhaft schlechte und zu kurze Schlafphasen das Risiko von Übergewicht, Diabetes Mellitus Typ 2 oder sogar Bluthochdruck erhöhen. So ließ sich in experimentellen Studien feststellen, dass mangelnder Schlaf nach nur wenigen Tagen mit jeweils nur vier Stunden hohe Blutzuckermengen in unserem Blutkreislauf deutlich langsamer abbaut. Das Verhalten des Hormons Insulin war dabei klar gestört. Außerdem wurde beobachtet, dass die Probanden nach wenig Schlaf zu kalorienreicheren Lebensmittel wie beispielsweise Süßigkeiten gegriffen haben. Diese beiden Effekte begünstigen daher die oben genannten Krankheiten. Aber auch ein erhöhter Schlaf kann das Risiko dieser Krankheiten verursachen. Mehr als acht Stunden Schlaf pro Tag seien demnach auch nicht empfehlenswert. Da die Qualität des Schlafes Einfluss auf unser Hormonsystem und damit auf die Stoffwechselaktivität, sollte der Fokus auf eine ausreichende und qualitativ hochwertige Schlafdauer von etwa 7-8 Stunden gelegt werden.

Die Geheimwaffe zum Stoffwechsel beschleunigen schlechthin liegt in der Einplanung eines einmaligen Refeed-Tages in einem gewissen Zeitraum. Wie oben schon erwähnt, ist es essentiell, ein Kaloriendefizit aufzuweisen, um die Fettreserven zu verbrennen. Dieser Mangel an Energie zwingt den Körper dazu, die Fettreserven als Energieträger zu verwenden. Jedoch passt sich der menschliche Organismus daran an und vermindert den Stoffwechsel, um somit weniger Energie zu verbrauchen und das eigene Überleben zu sichern. Die Auswirkung ist, dass sich dein Gesamtumsatz vermindert und dein Kaloriendefizit langsam schwindet. Hinzukommend wird auch deine Hormonproduktion, welche für einen schnellen Stoffwechsel wichtig ist, nach unten gedrosselt.

Bei einem Refeed Tag soll dem Körper vorgespielt werden, dass eine ausreichende Energiezufuhr stattfindet und die angeeigneten Fettreserven weiterhin freigegeben werden können. Dies realisiert man, indem man einen Tag in einem gewissen Zeitraum mindestens eine ausgeglichene Kalorienbilanz aufweist. Dies kann beispielsweise in einer Woche einmal oder aber auch in zwei Wochen einmal passieren. Dabei spielen viele Faktoren wie die Höhe des Kaloriendefizits oder auch der Körperfettanteil eine Rolle. Hier kann zu Beginn ein Refeed Tag alle 2 Wochen ausprobiert und dann je nach Wohlbefinden und Gewichtsverlust angepasst werden. An diesem Tag darfst du 30 – 100 % mehr an Kalorien einnehmen als an Diät-Tagen. Wichtig ist, dass mindestens eine ausgeglichene Kalorienbilanz, besser ein Kalorienüberschuss, erzeugt wird. Beträgt der Gesamtumsatz beispielsweise 2.200 kcal und an Tagen deiner Diät werden 1.800 kcal verzehrt, dann ist es sinnvoll an einem Refeed-Tag die Kalorien mindestens auf 2.200 kcal und maximal auf

3.600 kcal zu erhöhen. Dies hängt auch wieder von vielen Faktoren ab. Zu Beginn kann auch hier beispielswiese mit 2.400 kcal begonnen und je nach Wohlbefinden und Gewichtsverlust langsam erhöht werden.

Das Wichtigste bei einem Refeed-Tag ist allerdings, die Kalorienerhöhung durch eine Kohlenhydratzufuhr zu erreichen. Dadurch werden die Glykogenspeicher aufgefüllt und deine Hormonproduktion angeregt. Nudeln, Brot, Reis, Kartoffeln oder sogar Süßigkeiten bieten sich gut an, da diese reich an Kohlenhydraten sind und einen geringen Fettanteil aufweisen. Dabei ist es nicht notwendig sich Sorgen zu machen, dass die Fettreserven wieder aufgefüllt werden. Das Gewicht kann zwar leicht ansteigen, aber dies ist bedingt durch eine Einlagerung von Wasser aufgrund der zugeführten Kohlenhydrate. Kein Grund zur Sorge, dies verschwindet an den darauffolgenden Tagen. Ein Refeed-Tag eignet sich daher super, um den Stoffwechsel anzuregen. Zudem fällt einem die Diät leichter und die Motivation steigt enorm an.

Die deutsche Gesellschaft für Ernährung gibt einen Richtwert von 0,8 – 0,9 g/kg Körpergewicht an täglichem Protein für nichttrainierende Menschen vor. Durch eine Erhöhung des Proteingehalts über einen bestimmten Zeitraum kann dies jedoch positiven Einfluss auf den Stoffwechsel haben. So wurde eine Studie über einen sechswöchigen Zeitraum durchgeführt, bei dem die Proteinaufnahme auf 30 % des Energiegehaltes gesteigert wurde. Dies entspricht bei einem 86 kg schweren Mann und einem Gesamtumsatz von 2.600 kcal einer Proteinmenge von 2,2 g/kg Körpergewicht. Es konnte gezeigt werden, dass der Stoffwechsel verbessert wurde, ohne dabei die Nierenfunktion zu beeinträchtigen. Bei Menschen, welche bereits eine verminderte Nierenfunktion besitzen, muss dies zwingend in einer ärztlichen Beratung abgeklärt werden. Außerdem sanken Blutzucker und Insulinspiegel, eine Abnahme der Fettmasse und Zunahme der Muskelmasse konnte ebenso beobachtet werden. Hinzukommend erzeugt Protein ein längeres Sättigungsgefühl, was wiederrum ein nützlicher Effekt in einer Diät sein kann. Zur Verdauung von Protein benötigt der Körper zudem mehr Energie als bei den anderen beiden Makronährstoffen. Dies regt den Stoffwechsel an und verbrennt zusätzlich Kalorien. Zusammengefasst kann man sagen, dass eine Erhöhung des Proteins auf 1,0 – 1,2 g/kg Körpergewicht einen positiven Einfluss auf den Stoffwechsel haben kann, ohne dabei, vorausgesetzt, eine Erkrankung der Nieren ist ausgeschlossen, diese zu beeinträchtigen. Mit einer erhöhten Proteinaufnahme ist es jedoch empfehlenswert den Richtwert mit 1,5 – 2,0 l Wasser zu erreichen.

Stoffwechsel beschleunigen

Bonusmaterial

Ich möchte Dir zusätzlich zu dem in diesem Buch vermittelten Wissen ein exklusives Bonusmaterial zur Verfügung stellen, welches dich schneller und effektiver zu deinem Ziel der Traumfigur bringen wird. Dies erhältst du natürlich 100 % gratis.

Gehe dazu einfach auf folgende Seite:

https://bit.ly/3PzMdxh

Danksagung

Hast Du etwas lernen können?

Nun kommen wir zu dem Teil des Buches, indem ich dich um einen kleinen Gefallen bitte. Falls Du es nicht bereits wissen solltest stellen Rezensionen einen wichtigen Bestandteil von Produkten dar. Diese dienen als Kaufentscheidung für weitere Leser. Rezensionen helfen zudem meine Bücher für andere Käufer sichtbarer zu machen und auch anderen Lesern bei ihren Problemen weiterhelfen zu können. Vielleicht gibt es auch Personen in deinem näheren Umfeld, denen Du in der persönlichen Entwicklung weiterhelfen möchtest. Dann würde ich mich über eine Weiterempfehlung meines Buches sehr freuen.

Falls Du also etwas gelernt, Gefallen an meinem Buch und/oder es als hilfreich empfunden hast, wäre ich dir für eine kurze Bewertung sehr dankbar. Um dies durchzuführen, klicke einfach unter „Meine Bestellungen" im Amazon Konto auf „Schreiben Sie eine Produktrezension". Bewerte das Buch mit einigen kurzen Sätzen und schreibe deine ehrliche Meinung, was dir gut gefallen hat und was Du davon hältst.

Diese Rezensionen helfen mir die Qualität meiner Bücher zu verbessern. Daher wäre ich dir sehr dankbar, wenn Du dieses Buch auf Amazon bewerten würdest.

An dieser Stelle möchte ich auch ein großes Dankeschön an den Leser dieses Buches richten. Ich wünsche nun das Allerbeste, viel Erfolg und Disziplin für die Zukunft.

Printed in Great Britain
by Amazon

16113710R00068